北玄武 · 四

낭송 동의수세보원

낭송Q시리즈 북현무 04
낭송 동의수세보원

발행일 초판1쇄 2015년 4월 5일(乙未年 庚辰月 辛亥日 淸明) │
지은이 이제마 │ **풀어 읽은이** 박장금 │ **펴낸곳** 북드라망 │ **펴낸이** 김현경 │
주소 서울시 중구 청파로 464, 101-2206(중림동, 브라운스톤서울) │ **전화** 02-739-9918
이메일 bookdramang@gmail.com

ISBN 978-89-97969-63-0 04510 978-89-97969-37-1(세트) │ 이 도서의 국립중앙도
서관 출판시도서목록(CIP)은 서지정보유통지원시스템 홈페이지(http://seoji.nl.go.
kr)와 국가자료공동목록시스템(http://www.nl.go.kr/kolisnet)에서 이용하실 수 있습
니다.(CIP제어번호: CIP2015008461) │ 이 책은 저작권자와 북드라망의 독점계약에
의해 출간되었으므로 무단전재와 무단복제를 금합니다. 잘못 만들어진 책은 서점에
서 바꿔 드립니다.

책으로 여는 지혜의 인드라망, 북드라망 www.bookdramang.com

낭송
Q
시리즈

북현무
04

낭송
동의수세보원

이제마
지음

박장금
풀어
읽음

고미숙
기획

1. '낭송Q'시리즈의 '낭송Q'는 '낭송의 달인 호모 큐라스'의 약자입니다. '큐라스'(curas)는 '케어'(care)의 어원인 라틴어로 배려, 보살핌, 관리, 집필, 치유 등의 뜻이 있습니다. '호모 큐라스'는 고전평론가 고미숙이 만든 조어로, 자기배려를 하는 사람, 즉 자신의 욕망과 호흡의 불균형을 조절하는 능력을 지닌 사람을 뜻하며, 낭송의 달인이 호모 큐라스인 까닭은 고전을 낭송함으로써 내 몸과 우주가 감응하게 하는 것이야말로 최고의 양생법이자, 자기배려이기 때문입니다(낭송의 인문학적 배경에 대해 더 궁금하신 분들은 고미숙이 쓴 「낭송의 달인 호모 큐라스」를 참고해 주십시오).

2. 낭송Q시리즈는 '낭송'을 위한 책입니다. 따라서 이 책은 꼭 소리 내어 읽어 주시고, 나아가 짧은 구절이라도 암송해 보실 때 더욱 빛을 발합니다. 머리와 입이 하나가 되어 책이 없어도 내 몸 안에서 소리가 흘러나오는 것. 그것이 바로 낭송입니다. 이를 위해 낭송Q시리즈의 책들은 모두 수십 개의 짧은 장들로 이루어져 있습니다. 암송에 도전해 볼 수 있는 분량들로 나누어 각 고전의 맛을 머리로, 몸으로 느낄 수 있도록 각 책의 '풀어읽은이'들이 고심했습니다.

3. 낭송Q시리즈 아래로는 동청룡, 남주작, 서백호, 북현무라는 작은 묶음이 있습니다. 이 이름들은 동양 별자리 28수(宿)에서 빌려온 것으로 각각 사계절과 음양오행의 기운을 품은 고전들을 배치했습니다. 또 각 별자리의 서두에는 판소리계 소설을, 마무리에는 「동의보감」을 네 편으로 나누어 하나씩 넣었고, 그 사이에는 유교와 불교의 경전, 그리고 동아시아 최고의 명문장들을 배열했습니다. 낭송Q시리즈를 통해 우리 안의 사계를 일깨우고, 유(儒)·불(佛)·도(道) 삼교회통의 비전을 구현하고자 한 까닭입니다. 아래의 설명을 참조하셔서 먼저 낭송해 볼 고전을 골라보시기 바랍니다.

▷ 동청룡: 「낭송 춘향전」, 「낭송 논어/맹자」, 「낭송 아함경」, 「낭송 열자」, 「낭송 열하일기」, 「낭송 전습록」, 「낭송 동의보감 내경편」으로 구성되어 있습니다. 동쪽은 오행상으로 목(木)의 기운에 해당하며, 목은 색으로는 푸른색, 계절상으로는 봄에 해당합니다. 하여 푸른 봄, 청춘(靑春)의 기운이

가득한 작품들을 선별했습니다. 또한 목은 새로운 시작을 의미하기도 합니다. 청춘의 열정으로 새로운 비전을 탐구하고 싶다면 동청룡의 고전과 만나면 됩니다.

▷ 남주작 : 『낭송 변강쇠가/적벽가』, 『낭송 금강경 외』, 『낭송 삼국지』, 『낭송 장자』, 『낭송 주자어류』, 『낭송 홍루몽』, 『낭송 동의보감 외형편』으로 구성되어 있습니다. 남쪽은 오행상 화(火)의 기운에 속합니다. 화는 색으로는 붉은색, 계절상으로는 여름입니다. 하여, 화기의 특징은 발산력과 표현력입니다. 자신감이 부족해지거나 자꾸 움츠러들 때 남주작의 고전들을 큰소리로 낭송해 보세요.

▷ 서백호 : 『낭송 흥보전』, 『낭송 서유기』, 『낭송 선어록』, 『낭송 손자병법/오자병법』, 『낭송 이옥』, 『낭송 한비자』, 『낭송 동의보감 잡병편 (1)』로 구성되어 있습니다. 서쪽은 오행상 금(金)의 기운에 속합니다. 금은 색으로는 흰색, 계절상으로는 가을입니다. 가을은 심판의 계절, 열매를 맺기 위해 불필요한 것들을 모두 떨궈내는 기운이 가득한 때입니다. 그러니 생활이 늘 산만하고 분주한 분들에게 제격입니다. 서백호 고전들의 울림이 냉철한 결단력을 만들어 줄 테니까요.

▷ 북현무 : 『낭송 토끼전/심청전』, 『낭송 대승기신론』, 『낭송 도덕경/계사전』, 『낭송 동의수세보원』, 『낭송 사기열전』, 『낭송 18세기 소품문』, 『낭송 동의보감 잡병편 (2)』로 구성되어 있습니다. 북쪽은 오행상 수(水)의 기운에 속합니다. 수는 색으로는 검은색, 계절상으로는 겨울입니다. 수는 우리 몸에서 신장의 기운과 통합니다. 신장이 튼튼하면 청력이 좋고 유머감각이 탁월합니다. 하여 수는 지혜와 상상력, 예지력과도 연결됩니다. 물처럼 '유동하는 지성'을 갖추고 싶다면 북현무의 고전들과 함께하세요.

4. 이 책 『낭송 동의수세보원』은 독자들이 낭송하기 쉽도록 『동의수세보원』(행림서원, 영인본)과 『동무 격치고』(태양사, 영인본), 『동무유고』(장서각본)를 저본으로 하여 그 편제를 새롭게 한 발췌 편역본입니다. 『동의수세보원』과 『격치고』의 원 목차는 이 책의 맨 뒤에 실려 있습니다.

차 례

『동의수세보원』은 어떤 책인가

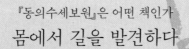

몸에서 길을 발견하다

이제마李濟馬, 1837~1900가 죽은 지 100여 년이 넘은 지금 사상의학四象醫學을 모르는 사람은 거의 없다. 사람들은 일상적으로 체질이 뭐냐고 묻고 너도 나도 무슨 체질에 어떤 음식을 먹어야 좋은지를 이야기한다. 심지어 웰빙 바람을 타고 혈액형 검사하듯 체질 진단을 받으니 가히 대중의학이라고 말해도 손색이 없을 정도다. 하지만 이런 열풍이 가속화될수록 사상의학과의 거리는 점점 멀어질 뿐이다. 사상의학은 부족한 점을 음식이나 약 따위로 채워 주는 의학이 아니다. 『동의수세보원』東醫壽世保元은 의학서이기 전에 욕망의 불구덩이 속에서 병들어 가는 심신을 스스로 치유토록 길을 안내하는 철학서이다. 또한 자신과 타자에 대한 관찰이며 생로병사에 대한 질문이며 몸에 대한 탐사였다.

그렇다면 사상의학이란 무엇일까? 그것은 인간의 체질을 사상四象, 즉 태양太陽·태음太陰·소양少陽·소음少陰으로 구분하고, 이에 따라 성격, 인간관계 방식, 병증, 치료법을 설명하는 의학을 말한다. 이 분류에 따르면 이제마는 태양인이다. 태양인은 신체가 건장하고 가슴이 특히 발달했으며, 사고력이 뛰어나고, 진취적이고, 사교적이다. 실제로 이제마는 낯선 사람과도 금세 말을 섞을 정도로 친화력이 있었으며, 무사답게 일 처리에도 막힘이 없었다. 하지만 음식을 제대로 못 넘기고 계속 토하는 열격반위증噎膈反胃證에 시달렸는가 하면, 일찍부터 가족의 죽음을 경험하면서 외로운 삶을 살았다. 그가 무사의 신분으로 의학서를 저술하게 된 데는 아마 이런 개인적 경험도 작용했을 것이다.

의사의 마음을 가진 무사

이제마는 함흥 출신으로, 딱히 내세울 것 없는 평범한 가문에서 태어났다. 조부와 부친을 일찍 여의고 의지할 데가 없던 이제마는 10대 후반부터 20여 년간을 정처 없이 떠돌게 된다. 이 시기 그의 행적을 알 수 있는 기록은 없지만, 『동무유고』東武遺稿에 단편적으로 남아 있는 글들로 추측하건대, 서구 열강이 조선을 침략하는 현실과 민중의 곤궁한 삶을 목도하고 여기서 느끼는 바가 있었던 듯하다.

대화포大火砲라는 것이 있는데 한 번 발사하면 마치

산이 무너지고 바다가 뒤집히는 듯 벽력 같은 소리
가 울리며, 맞으면 부서지지 않는 것이 없다. ……
화룡선火龍船은 거대하고 넓어서 그것과 비교할 만
한 배가 없다. 배를 운행하는 방법은 연통을 노로
삼고 연통 밑에 석탄을 쌓은 다음 석탄에 불을 붙
여 연통으로 연기가 나오게 해서 하루에 천여 리를
갈 수 있다.『동무유고』

서구 열강의 실체를 마주했을 때 이제마가 느낀
놀라움과 두려움을 짐작할 수 있는 구절이다. 그는
대포·전신·화룡선 등의 위력을 실감하면서, 제국에
대항하려면 힘을 기르는 게 급선무라고 생각한다.
모든 사람들이 병술을 익혀야 한다는 주장이나, 후
당총을 보유한 10만 군대를 양성해야 한다는 주장도
이런 생각에서 비롯되었을 것이다. 위태로운 조선의
현실을 목격한 이제마는 마침내 긴 방황을 접고 무
관이 되기로 결심한다. 그리고 자호를 '동무'東武: 동방
의 무사로 짓고, 무관으로서 일생을 마치게 된다.

그러나 무관으로서의 삶은 그를 무사가 아닌 의사
로 살아가게 하는 계기가 되었다. 그는 민란을 진압
하는 과정이나 잦은 전염병의 창궐로 수십만 명이

속수무책으로 목숨을 잃는 상황에 직면하여 병자에게 직접 약을 처방하는 한편, 병인과 발병 조건, 치료법 등을 알기 위해 그들을 세밀히 관찰하고 기록했다. 길 위에서『동의수세보원』이 배태되고 있었던 것이다.

한편, 부인의 병사는 그의 의학적 사고를 발전시키는 계기가 된다. 열병을 앓는 부인에게 의원이 관행적으로 열을 내리는 치료를 했는데, 부인은 결국 병이 악화되어 사망하고 만다. 이제마는 이 사건으로, 사람의 병증은 체질에 따라 다르므로 그 치료법 역시 체질에 따라 달라야 한다는 자신의 가설을 확신하게 된다. 일찍부터 내면화된 성리학적 사유에, 무관으로서 민중의 병을 관찰한 임상 경험, 그리고 자신의 병과 부인의 병사 경험이 더해져 완성된 책이『격치고』格致藁와『동의수세보원』이다.

스스로 의사가 되는 책

사상의학의 논리는 맹자의 철학에 기초하고 있다. 맹자는 사단四端을 통해 인간 본성의 선함을 논하고,

사단을 확충하는 수양을 통해 본성을 회복하는 것을 학문의 과제로 삼았다. 이제마는 인의예지仁義禮智를 각각 태양, 소양, 태음, 소음에 연결시키고, 인의예지가 사욕에 가려지듯이 타고난 체질의 장점이 사심 때문에 치우치게 된다고 보았다. 즉, 각각의 체질이 건강하게 발현되면 인의예지를 구현하게 되지만, 사심이 개입되면 탐비라박貪鄙懶薄으로 변질되어 욕심과 안일과 방종과 사사로움을 추구하게 된다. 예컨대, 태양인은 기질적으로 포용력이 있고 잘 베풀지만, 사심이 생기면 계산적으로 은혜를 베푸는 이해타산적 인간이 된다. 이런 불균형 상태를 치유하고 본래 체질의 장점을 발휘하려면 태음인의 기질인 의로움을 본받아 마음을 수양해야 한다. 병이란 체질과 마음이 치우친 상태이고, 그것을 바로잡는 것이 치료라는 것. 이것이 이제마가 인간을 격치格致: 격물치지함으로써 도달한 결론이었다.

『동의수세보원』은 성명론性命論, 사단론四端論, 확충론擴充論, 장부론臟腑論, 의원론醫源論, 광제설廣濟說, 사상인변증론四象人辨證論으로 구성되어 있으며 구체적 임상경험을 바탕으로 한 처방과 병증 분석을 담고 있다.

예컨대 비대신소脾大腎小한 소양인은 일을 잘 벌이고 행동과 대처가 빠르지만 일의 마무리를 제대로 못한다는 단점이 있다. 반면 간대폐소肝大肺小한 태음인은 일을 쉽게 벌이지는 않지만 맡은 일을 책임 있게 완수해 낸다. 이처럼 모든 체질은 각각의 장단점이 있다. 때문에 모든 사람은 다른 체질을 가진 사람과의 관계 속에서 스스로의 병을 파악하고 치료할 줄 알아야 한다. 그것이 곧 마음수양이고, 이를 통해 모든 체질의 장점을 두루 갖춘 '성인'이 될 수 있다.

요컨대, 병은 사회적 관계 속에서 생기고, 따라서 관계를 통해서만 고칠 수 있다는 것이 사상의학의 핵심이다. 모든 병은 타인과 소통하지 못하는 데서 비롯된다고 본 이제마는 약을 처방할 때도 약재, 음식과 함께 마음수양법을 자세히 적어 주었다. 이제마에게 치료란 사회적 관계 맺음을 통해 이루어지는 '사회적 치료'였던 셈이다.

만 가구가 사는 마을에 그릇을 만드는 자가 한 명이라면 그릇이 모자랄 것이고, 백 가구가 사는 마을에 의사가 한 명이라면 사람을 살리는 손이 부족할 것이다. 반드시 의학을 널리 밝혀서 집집마다 의학을 알게 되면 사람마다 병을 알게 될 것이다. 그런 연후에야 세상 사람들이 수명을 누리고 타고 난 원기元氣를 지킬 수 있을 것이다. 『동의수세보원』

『동의수세보원』에서 '수세보원'壽世保元이란 '세상과 삶을 위해 보존해야 할 원칙'이라는 뜻이다. 이제마에게 그 원칙은 타인을 통한 배움이었다. 이제마는 함께 사는 세상을 만들기 위해 모두가 자신의 의사가 되어야 한다고 말한다. 누구나 병이 있다. 하지만 누구나 자신의 병을 볼 수 있는 건 아니다. 몸과 마음이 아프거든, 먼저 내 몸에 새겨진 관계의 흔적을, 내가 관계 맺는 방식을 보라. 그리고 타인으로부터 배우라. 그것이 '나 자신의 의사'가 되기 위한 시작이다. 무사 이제마는 그렇게 자기 자신을 치유하는, 그리고 세상을 지키는 의사가 되었다.

'새로운 존재'로의 변신

이 책 『낭송 동의수세보원』은 '낭송Q시리즈' 중 북현무편에 속해 있으며, 북현무는 오행상 수水에 배속

되어 있다. 동양에서 수는 생명의 씨앗이고 지혜를 상징한다. 오장육부로는 신장, 방광이고 뼈를 주관하는 것도 수의 기운이다. 『동의수세보원』에는 존재를 변이시키는 우주적 기운이 집약되어 있다. 하여 이 책을 낭송하면 그 기운이 뼛속에 새겨져서 어떤 것도 꽃피울 수 있는 유동적 신체로 거듭날 것이다. 또한 『동의수세보원』은 텍스트 자체가 치유의 책이다. 동양에서 치유란 원래 몸으로 되돌아간다는 회복의 의미가 아니라 '새로운 존재'로의 변신을 의미한다. 지금과 다른 존재가 되고 싶다면 『동의수세보원』을 낭송하라. 낭송의 리듬을 따라 내 심신에 변신의 씨앗이 뿌려질 것이다. 또한 낭송은 동서양을 막론하고 지행합일을 위한 공부법이다. 설령 뜻을 모를지라도 텍스트에 담긴 비전과 진동이 온몸에 새겨지는 게 낭송의 힘이다. 떠올려보라. 아무것도 모른 채 천자문을 낭송했던 학동들을.

이제마는 1893년에 『동의수세보원』 집필을 시작하여 다음해인 1894년에 완성하였다. 1894년은 육십갑자로 갑오년甲午年에 해당한다. 우연이지만 『낭송 동의수세보원』의 작업을 시작한 때가 2014년, 즉 갑오년이다. 갑오甲午는 새로운 시작의 기운으로 그 기운이 말처럼 역동적이다. 『동의수세보원』을 낭송하면서 스스로 자신을 구원하기를 원했던 이제마의 비전이 역동적으로 펼쳐졌으면 좋겠다. 『낭송 동의수세보원』에서는 임상 부분은 대부분 제외하였고, 『격치고』와 『동무유고』東武遺藁의 글을 추가하였다. 『격치고』와 『동무유고』에서 사상의학의 단서가 되는 글, 벽에 붙여 놓고 마음을 수양한 글, 자식에게 당부하는 글 등, 일상에서 사심을 끊고 심신을 가다듬었던 이제마의 마음과 만날 수 있다.

낭송Q시리즈의 낭송집에는 연구실 선생님과 도반들의 기운이 전적으로 집약되어 있다. 낭송집이 나오는 과정이야말로 서로 다른 기운이 섞여 소통되는 현장으로 치유의 과정이었다. 나를 탐구할 수 있고 또 내 부족한 점을 배울 수 있는 공간이 있고, 스승과 도반이 있어서 참으로 감사하다!^^

1부
몸과 마음을 지키는 사상의학

1-1.
마음의 병이 몸의 병을 만든다

나는 태양인의 장부를 타고난 사람으로, 일찍이 열격
반위증熱膈反胃症: 음식물을 잘 받아들이지 못하고 토하는 병이라
는 병을 앓은 적이 있다. 육칠 년 동안 침과 거품을 토
하다가 수십 년을 섭생함으로써 다행스럽게 요절을
면할 수 있었다. 이 사실을 기록하는 이유는 태양인
이면서 이 병을 앓은 자들을 경계하기 위함이다. 만
약 치료법을 논하여 한마디로 말하자면 '성내는 것을
멀리하는 것'뿐이다. _ 『동의수세보원』, 태양인이 안으로 감촉한
소장병을 논함

나는 어려서부터 늙어서까지 천 가지 만 가지로 생각
이 많았다.
속이는 마음이 끝이 없었는데 속이고자 할 때마다

낭패를 당하고 더욱 곤궁하고 더욱 움츠러들어서
부득이 진실을 돌이켜서 스스로 경계하지 않을 수가
없었다.

스스로 경계한다는 것은 자신의 진실을 돌이키는 것
인데
속이려는 마음을 벗어나지 못해서 여러 번 반복하고
여러 번 잃으니
스스로 경계하지 않을 수가 없었다.
내가 금년에 나이가 오십칠 세인데 속이는 마음을 아
직도 잊지 못하므로
더욱더 스스로 경계하니 속임을 벗어난다는 것은 또
한 어려운 일이다.
속이는 마음이 있어서 속이면 속이는 짓이 되지만
속이는 마음이 생겨도 속이는 짓을 하지 않고
진실을 돌이키면 그것을 학문이라고 할 수 있다.
학문의 도는 다른 것이 아니라 '놓친 마음[放心]을 구
하는 것'일 뿐이다.

어떤 사람은 술을 좋아하고,
어떤 사람은 여색을 좋아하며,
어떤 사람은 돈을 좋아하고,

어떤 사람은 권세를 좋아한다.

욕심이 나에게 달라붙어 있기 때문에 속이는 짓을 하는 것이다.

그중에 가장 심하게 달라붙어 있는 것을 극복할 수 있으면

나머지 다른 욕심들은 저절로 극복할 수 있다.

이것을 극기복례克己復禮라고 한다.

극기복례의 방법으로 이만 한 것이 없다.

"예禮가 아니면 보지도 말고 듣지도 말고 말하지도 말고 움직이지도 말라."

이것이 극기복례의 최고의 방법이다. _『격치고』, 반성잠

(反誠箴)

사사로운 마음을 가져서 배움에 어두운 사람은 세상 일을 소홀히 여기고 자기의 일만 소중히 여긴다. 욕 심을 가져서 분별이 어두운 사람은 세상 사물에는 욕 심을 내면서 정작 자기의 사물은 보잘것없이 여긴다. 방탕한 마음을 가져서 질문이 막힌 사람은 제 한 몸 근심 없기만을 생각하여 멋대로 행동하는 것을 흡족 하게 여긴다. 안일한 마음을 가져서 생각이 없는 사 람은 아무 일도 하지 않기를 바라서 자신을 버리는 것을 편안하게 여긴다.

우리는 한 하늘에서 나온 형제이니 덕을 좋아하는 사람은 도움을 많이 받고, 이익을 좋아하는 사람은 도움을 적게 받는다. 그러므로 박덕한 사람의 마음에는 항상 근심과 걱정이 떠나지 않는다. 만물은 무리를 이루어 사는 것이니 경계해야 한다. 넉넉한 사람은 반드시 흥하고, 잔인하고 각박한 사람은 반드시 망한다. 그러므로 완고한 사람의 마음에는 항상 공포와 두려움이 떠나지 않는다.

사방이 회통하니 주도면밀한 자는 이룰 수 있고, 성격이 사나운 사람은 세상에 참여할 수가 없다. 그래서 나약한 자의 마음에는 항상 분노가 떠나지 않는다. 온갖 장인匠人은 조화를 이루어 이롭게 하니 염치 있는 사람은 일을 맡을 수 있고, 게으른 사람은 일을 행할 수가 없다. 그래서 비천한 사람들은 항상 쾌락이 떠나지 않는다.

진실을 돌이킨 뒤에야 여러 사람들과 함께 구제되어 근심과 걱정이 없게 된다.
근면한 뒤에야 사물과 더불어 설 수 있어 두려움이 없게 된다.
깨달은 후에야 가르칠 수 있어 분노하지 않게 된다.
두루 통한 후에야 행하고 지킬 수 있어 쾌락에 빠지

지 않게 된다.

내 뒤에 무지몽매한 사람을 생각하니 암담하고 암담하다. 옛 성인들이 말을 할 때마다 반드시 인의예지仁義禮智를 일컫는 것은 진실로 자기 한 몸을 소중한 보배로 여겨서 잃어버리지 말라는 것이다.

후세 사람들은 사사로운 마음으로 견주면서 인의예지가 공적으로는 이익이 되는 듯하지만, 사적으로는 이익이 되지 않는다고 생각하여 인의예지를 배반한다. 아, 슬프다. 성인들이 어찌 너희 후손들을 속이겠는가.

눈이 없으면 보지 못하고 귀가 없으면 듣지 못한다. 눈과 귀를 못 쓰면 소경이 되고 귀머거리가 되니 어찌 아름다운 모습의 인간이라고 할 수 있겠는가. 지혜가 없다면 도움을 받을 수 없으니 근심과 걱정에 시달리고, 어질지 못하면 뜻이 서지 못하니 두려움에 떨어야 하고, 예의가 없으면 사나워서 분노가 치밀어 오르고, 의가 없으면 게을러서 쾌락에 빠지게 된다. 이것을 감당할 수 있겠는가. 슬플 따름이다. _『격치고』, 사물(事物)

사람을 사랑한다는 것은
사람을 사랑하여 이루고 세우는 것이다.

사람을 사랑하여 이루고 세운다는 것은
사람마다 사랑해서 이루고 세우기를 원하는 것이다.
사람마다 사랑해서 이루고 세우기를 원하는 것은
한신韓信, 여포呂布와 같이 용맹스러운 자도 사랑하고
거지와 같이 겁내는 자도 역시 사랑한다는 것이다.

_『격치고』, 반성잠

1-2.
사상의학은 어디서 영감을 받았는가

어떤 사람이 물었다.

"맹자는 인간의 본성은 선하다고 말할 때마다 반드시 요堯·순舜임금을 일컬었습니다. 또 말하기를 사람은 누구나 요·순임금이 될 수 있다고 말했습니다. 보통사람의 능력과 지혜가 요·순임금과 만 가지로 다른데도 본성이 요·순임금과 같다는 것은 무슨 뜻입니까?"

이제마가 대답했다.

"요·순임금에게 이목구비耳目口鼻가 있고 보통사람에게도 역시 이목구비가 있습니다. 요·순임금에게 폐肺·비脾·간肝·신腎 이 있고, 보통사람에게도 역시 폐·비·간·신이 있습니다. 귀로 들을 수 있고, 눈으로 볼 수 있고, 폐로 배울 수 있고, 비장으로 질문할 수 있으니 어찌 보통사람의 본성이 요·순임금의 본성과 같지 않다고 할 수 있겠습니까?"

어떤 사람이 물었다.

"그러면 보통사람과 성인이 다른 이유는 무엇입니까?"

이제마가 대답했다.

"요·순임금의 이목구비는 사사로운 마음에 가려지지 않아서 듣고 보고 말하는 것과 얼굴의 표정이 모두 선善하지만 보통사람의 이목구비는 사심에 가려져서 듣고 보고 말하는 것과 얼굴 표정이 선하지 못합니다. 요·순임금의 폐·비·간·신은 욕심에 가려지지 않아서 배우고 질문하고 생각하고 분별하는 일을 잘하지만 보통사람의 폐·비·간·신은 욕심에 가려져서 배우고 질문하고 생각하고 분별하는 일을 잘하지 못합니다. 이것이 요·순임금과 보통사람이 다른 점입니다."

어떤 사람이 물었다.

"『시경』詩經에서 '하늘이 많은 백성을 내시니 아름다운 덕을 좋아하는구나'라고 했고, 맹자는 '인간이 선하지 않은 것은 타고난 재질의 탓이 아니다'라고 했습니다. 사람의 재질과 덕은 어디서 나옵니까? 그리고 선하고 아름답지 않은 사람은 없다고 하는데 그것의 의미를 분명하게 말해 줄 수 있겠습니까?"

이제마가 대답했다.

"남을 불쌍히 여기는 마음[惻隱之心]은 폐에서 나오고, 사양하는 마음[辭讓之心]은 비장에서 나오고, 부끄러워하고 미워하는 마음[羞惡之心]은 간에서 나오고, 옳고 그름을 가리는 마음[是非之心]은 신장에서 나옵니다. 보통사람은 모두 폐·비·간·신을 가지고 있는데 그것을 닦지 않으면 어쩔 수 없지만 만약 닦는다면 모든 사람이 아름다운 덕을 지닐 수 있습니다. 천지사방의 것을 들을 수 있는 통달함은 귀에서 나오고, 천지사방의 것을 볼 수 있는 밝음은 눈에서 나오고, 예에 맞는 말은 입에서 나오고, 예에 합당한 표정은 코에서 나옵니다. 이 때문에 보통사람은 이목구비를 가지고 있어도 자신을 닦지 않으면 어쩔 수 없습니다. 그러나 만약 자신을 닦는다면 모든 사람이 선한 재질을 지닐 수 있습니다."

어떤 사람이 물었다.

"사람의 재질과 덕이 나오는 것에 대해서는 이미 들었습니다. 하지만 또 감히 묻습니다. 사람의 사사로운 욕심은 어디서 나오는 것입니까?"

이제마가 대답했다.

"사람의 욕심은 지志·의意·혼魂·백魄에서 나오고, 사

사로운 욕심은 구부리고 펴고 움직이고 멈추는 데서 나옵니다. 그 가운데에서 대인의 지·의·혼·백은 치국평천하를 마음으로 삼기 때문에 그 정精·신神·기氣·혈血이 깊고 멀고 넓고 큽니다. 보통사람의 지·의·혼·백은 부유한 집과 귀한 신체를 마음으로 삼기 때문에 정·신·기·혈이 얕고 가깝고 좁고 작습니다. 대인의 구부리고 펴고 움직이고 고요히 하는 행위는 진실된 마음과 공경하는 신체를 몸으로 삼기 때문에 몸·머리·팔·다리가 법도에 맞는 것입니다. 보통사람의 구부리고 펴고 움직이고 고요히 하는 행위는 방탕한 마음과 게으른 신체를 몸으로 삼기 때문에 몸·머리·팔·다리가 법도에 맞지 않는 것입니다. _『격치고』, 독행편(獨行篇)

1-3.
『동의수세보원』은 어떤 책인가

나는 의학의 역사가 시작된 지 오륙천 년이 지난 후
에 태어나서 선현의 저술을 읽고 우연히 사상인四象
人의 장부와 본성의 이치를 깨달아 한 권의 책을 쓰
고 『수세보원』壽世保元이라 이름붙였다. 장중경張仲景
이 그의 저서에서 논하기를 태양병, 소양병, 양명병,
태음병, 소음병, 궐음병이라고 한 것은 병증의 이름
과 조목을 논한 것이고, 내가 내세운 태양인, 소양인,
태음인, 소음인은 사람의 체질로써 그 이름과 조목을
논한 것이다. 이 두 가지를 혼동해서는 안 된다. 또한
이를 번거롭게 여기지 않은 뒤에야 그 뿌리를 탐구해
서 가지를 얻을 수 있다. _『동의수세보원』, 의원론(醫源論)

『황제내경』黃帝內經 「영추」靈樞편에 '태음·소음·태양

·소양 오행인론'이 있는데, 여기에서는 대략 외형에 대해서는 이야기했어도 그 이치에 관해서는 말하지 않았다. 태음·소음·태양·소양인에 대한 견해는 아주 옛날에도 있었으나 정밀하게 연구되지는 못하였다.

이 책은 계사년癸巳年: 1893년, 이제마 57세 7월 13일에 시작하여 밤낮을 쉬지 않고 연구하고 저술하여 다음 해인 갑오년甲午年: 1894년 4월 23일에 마쳤다. 소음인과 소양인론은 대체로 자세하게 갖추었으나, 태음인과 태양인론은 가까스로 요점만 갖추었으니, 경험이 부족하고 정력이 소진되었기 때문이다. 『예기』禮記에 이르길 "책을 보아 이해하지 못하면 생각하라"고 했으니, 만일 태음인과 태양인에 대해서 깨닫게 된다면 요점만 갖추었다고 무슨 손실이 있겠는가. -『동의수세보원』, 사상인변증론(四象人辨證論)

태양과 달이 온 세상을 비추고,
등불과 촛불은 방 하나를 밝게 비추고,
반딧불은 작은 틈을 비추니,
이 글은 등불이나 촛불, 반딧불에 비유할 수 있다.
간사함을 막고 진실을 돌이킴에 있어서

어두운 밤 같은 이 시대에 약간의 도움이 없지는 않을 것이다. _『격치고』, 독행편

만 가구가 사는 마을에 그릇을 만드는 자가 한 명이라면 그릇이 모자랄 것이고, 백 가구가 사는 마을에 의사가 한 명이라면 사람을 살리는 손이 부족할 것이다. 반드시 의학을 널리 밝혀서 집집마다 의학을 알게 되면 사람마다 병을 알게 될 것이다. 그런 연후에야 세상 사람들이 수명을 누리고 타고난 원기元氣를 지킬 수 있을 것이다. _『동의수세보원』, 사상인변증론

1-4.
공부란 무엇인가

자기의 지식을 다 동원해서 사람을 살피면 사람을 알
지 못하는 경우가 없다.

"반드시 자신을 진실되게 한 연후에야 사람을 안다
는 것은 무슨 말인가?"

이제마가 대답했다.

"사람을 살필 때에는 반드시 진실을 확립해야 한다.
낮을 보지 않으면 밤을 알 수가 없고, 여름을 보지 못
하면 겨울을 알 수가 없고, 옳음을 보지 못하면 잘못
을 알 수가 없고, 진실을 보지 못하면 거짓을 알 수가
없기 때문이다. 이런 까닭으로 다른 사람을 알아보고
자 할 때 비록 백 가지 천 가지 지식을 쓰더라도 스스
로 진실을 확립하고 있지 않으면 끝내 다른 사람의
거짓을 알 수 없고 다른 사람의 마음을 헤아릴 수 없

을 것이다. 사람의 겉모습만 아는 사람이 있고, 마음속만 아는 사람도 있고, 마음속의 반만 아는 사람도 있으니 사람을 아는 것도 여러 층위가 있다. 장량張良과 범려范蠡가 사람을 아는 정도는 겨우 다른 사람의 마음속 반만 아는 것이다. 왜 그런가? 진실을 확립하는 것이 또한 반이었기 때문이다." _ 『격치고』, 독행편

머물지 말아야 하는데 머무는 것은 속에 욕심을 숨긴 것이고,
당연히 결단해야 하는데 결단하지 않는 것은 속에 사사로운 마음을 숨긴 것이다.
생각의 기세가 넓고 멀다면 얻음이 만 배가 될 것이고
뜻의 역량이 확고하고 깊다면 이익이 만 배가 될 것이다.

남에게 기대서 요행을 바라는 것은 안으로 방탕한 마음을 품은 것이고,
당연히 해야 할 일에 태만한 것은 안으로 안일한 마음을 품은 것이다.
몸이 당연히 행해야 할 일에 앞장서면 세상이 도울 것이고,

요행을 바라는 마음을 끊으면 사방에서 도울 것이다.

_『격치고』, 아지(我止)

홀로 있을 때 삼간다[愼獨]는 것은 무슨 말인가?
사특한 생각을 하지 않는다는 것이다.
사물의 이치를 궁구한다[格物]는 것은 무슨 말인가?
사물에 대한 질문이 바른 것이다.
악을 싫어하면 홀로 있을 때 삼가는 것이 많고,
선을 좋아하면 사물의 이치를 궁구하여 밝히는 것이
많다.
악을 싫어할 수 있으면 자연스럽게 선한 생각을 할
수 있고,
선을 좋아할 수 있으면 자연스럽게 선한 질문을 할
수 있다.

백이伯夷가 싫어한 것은 거짓이었다.
거짓은 세상에서 지극히 번거로운 것이다.
싫어하기만 해서는 안 되고 반드시 극복해야 한다.
유하혜柳下惠가 좋아한 것은 진실됨[誠]이었다.
진실됨은 세상에서 지극히 정밀한 것이다.
좋아하기만 해서는 안 되고 반드시 얻어야 한다.

진실을 좋아한다면 진실을 꾀하면서 집중하여 사물을 접하라.

거짓을 싫어한다면 거짓을 피하면서 최대한 몸을 낮추어서 홀로 선을 지켜라.

사물에 접하여 스스로 돌이켜보면 홀로 선善을 지키는 데 있어서 진실을 얻을 수 있다.

홀로 선을 지키면서 용감하게 나아가면 사물을 접하는 데 있어서 거짓을 극복할 수 있다.

학문의 길은 독서보다 더 좋은 것이 없고,

사유의 길은 풍속을 자세히 살피는 것보다 더 좋은 것이 없다.

옛것을 널리 배우고 독서를 열심히 하면 배우기를 잘하는 것이라 말할 수 있고.

현재에 두루 통하고 풍속을 자세히 살피면 분별을 잘하는 것이라 말할 수 있다.

홀로 선을 지키려는 생각은 샘물과 같아서 악을 변별하는 데 끝이 없고,

사물에 접하여 이치를 궁구하여 생겨난 질문은 숲과 같아서 선을 배우는 데 끝이 없다. _『격치고』, 천하색아(天下索我)

1-5.
오복론(五福論)

인생의 지극한 즐거움에는 다섯 가지가 있다.

첫째는 장수하는 것이고,

둘째는 아름답게 마음을 쓰는 것이고,

셋째는 책 읽는 것을 좋아하는 것이고,

넷째는 집안에 재산이 있는 것이고,

다섯째는 도리에 맞게 행동하는 것이다.

장수하지 못하면 좋게 마음을 써도 이익이 없고,

좋게 마음을 쓰지 않으면 책을 읽더라도 소용이 없고,

책을 읽지 않으면 집안이 넉넉해도 이룰 수가 없고,

집안에 재산이 없으면 도리에 맞게 행동해도 실속이 없다.

그러므로

나쁜 사람일지라도 장수를 하지 않으면 안 되고

책을 읽지 않더라도 좋게 마음을 쓰지 않으면 안 되고

집안이 넉넉하지 않더라도 책을 읽지 않으면 안 되고

도리에 맞게 행동하지 못하더라도 집안에 재산을 일구지 않을 수 없는 것이다.

집안에 가산이 없으면서도 행세하는 사람은 함부로 사는 사람[浪人]이며

책도 읽지 않고 가산만 늘리는 사람은 어리석은 사람[愚人]이며

좋지 않게 마음을 쓰면서 책만 읽는 사람은 위선적인 사람[僞人]이며

장수도 못하면서 도리에 맞게 행동하는 사람은 열등한 사람[劣人]이다.

모든 병은 심화로 인해 생긴다.

선비는 하루 두 끼를 먹고

농부는 하루에 두 끼 혹은 세 끼를 먹으면서,

마주치는 일에 따라 변화에 잘 적응하여

지나치게 심화를 쓰지 않으면 장수하지 않을 수가 없다.

사람의 화禍와 복福은 모두 자기 자신이 불러들이지

않은 것이 없고,

사람의 장수와 요절은 모두 자기 자신이 불러들이지 않은 것이 없다.

재산을 이루기는 쉽고 독서는 어려우니,

쉽다는 것은 얻기 쉽다는 뜻이고 어렵다는 것은 얻기 어렵다는 뜻이다.

이런 까닭에 독서가 재산을 늘리는 것보다 우선한다.

재산을 이루려면 부지런해야 하는데 부지런함은 보통사람도 잘할 수 있는 일이다.

독서를 하려면 총명해야 하는데 총명함은 재주 있는 사람이라야 가능한 일이다.

재주가 있는 사람이 마음을 잘 쓰지 못하면 이는 소인이니,

소인은 당연히 농부와 견줄 수 있다.

어떤 사람이 말했다.

"농부로서 부지런한 사람은 독서하지 않더라도 좋은 사람[吉人]이니 어찌 소인小人과 견줄 수 있겠는가?"

이에 대답하기를,

"책을 읽은 군자가 으뜸이고, 농부이면서 부지런한 사람은 그 다음 사람이고, 선비이면서 마음을 곱게 쓰지 않는 사람은 그 다음이고, 농부면서 부지런하지 못한 사람은 또 그 다음이다"라고 하였다.

어떤 사람이 말하였다. "악인이 장수를 한다면 무슨 쓸모가 있겠는가?"

이에 대답하기를 "악한데도 장수하는 사람은 힘쓰는 일을 시킬 수 있다. 소나 말도 쓸모가 있는데 어찌 사람이 쓸 데가 없겠는가. 소나 말도 오래 살고 싶어 하는데 어찌 사람이 오래 살고 싶어 하지 않겠는가."

_『동무유고』(東武遺稿)

1-6.
태산같이 버티고 장강같이 흐르라

상황에 맞는 도[權道]가 아직 무르익지 않았는데 제멋
대로 교만하게 변론한다면, 교활함과 간사함을 키우
고 비방하는 마음이 생긴다.

얕은 꾀를 부려서 업신여기는 행동을 하면, 원수를
불러들이고 자신을 해치게 된다.

스스로 뛰어난 척 떠벌리면서 함부로 세상을 돌아다
니면, 가는 곳마다 평화를 어지럽힐 것이다.

일을 할 때 게을러서 자주 때를 놓치면, 험한 구덩이
에 빠져서 큰 곤란을 겪을 것이다.

버티기를 태산같이 하고
흐르기를 장강같이 하며
이루기를 사계절같이 하고
안정되기를 천지와 같이 하라!

상황에 맞는 도가 천지와 같이 안정되면, 아무 말을 하지 않아도 괜찮다.

일이 사계절의 순환과 같이 이루어지면, 만물의 생성을 다 헤아릴 수 없을 것이다.

현명함이 장강과 같이 흐르면, 평평한 곳에도 기울어진 곳에도 두루 흐를 것이다.

신실함이 태산과 같이 머물러 변하지 않는다면 가까운 이도 멀리 있는 이도 모두 기뻐할 것이다.

풀어서 말하자면

태산의 덕은 높고 낮음을 함께하므로 큰 것을 이룰 수 있고

장강의 도는 이리저리 굽어지고 꺾어지면서 변화하므로 먼 곳에 도달할 수 있고

사계절이 힘써서 행하는 것은 마땅히 행할 것을 행하므로 순조롭게 이어질 수 있고

천지의 공_功은 저절로 그렇게 된 것이므로 그 운행을 책임질 수 있다. _『격치고』, 사계(四戒)

1-7.
두려워하여 멈추지 말아라

그대여!

책임이 막중하니 잠시라도 소홀히 하지 마라.

천지는 아득하고 아득해서 만물 저 너머에 있구나.

만물 중에 단 한 가지 사물이라도 분별하지 못한다면

일신이 평안하지 못하고,

진실로 단 한 가지 일이라도 통달하지 못하면

한 마음도 편안하지 못하리라.

아 그대여!

태만하지 말고 항상 치밀하여라.

치밀하고 또 치밀하여 무너뜨리지 마라.

큰 세계 위에서 만 가지 형상을 궁구하여 이리저리

관찰하라.

근본이 샘솟는 것을 생각하며 밤낮으로 그치지 마라.

천지의 조화를 살펴보니 스스로 크고자 하지 않아도 크게 되느니라.

군자의 도덕을 살펴보니 스스로 어질고자 하지 않아도 어질게 되느니라.

아 그대여!

어리석어지지 말고 항상 두려워하여 멈추지 말아라.

_『격치고』, 관인(觀仁)

1-8.
'독행'이란 마음이 흔들리지 않는 것

어떤 사람이 물었다.

"이 책에서 '독행'獨行이라고 한 것은 무슨 뜻인가?"

내가 대답했다.

"그 사람을 좋아하면서 그 사람의 나쁜 점을 안다면 중도中道를 지켜서 치우치지 않을 수 있다. 미워하면서 그 사람의 좋은 점을 안다면 화합하되 그의 의견을 무조건 따르지 않을 수 있다. 이와 같은 자는 자연스럽게 독행하는 것이니 독행이란 마음이 흔들리지 않는 것이다. 사람의 진실과 거짓을 알면 미혹됨이 없다. 미혹되지 않으면 마음을 바로하고 마음을 바로하면 마음이 흔들리지 않는다. 마음이 흔들리지 않으면 은둔하여 살더라도 중용의 도리를 지켜서 고민하지 않게 된다."

다시 물었다.

"이 글이 과연 마음을 바르게 하고 흔들림이 없게 할 수 있는가?"

내가 대답했다.

"독행편에서는 그 사람에 대해 알게 된 후에 마음을 바르게 하고, 마음이 흔들리지 않게 되는 원리를 밝혀 놓았다. 하지만 진실로 사람을 아는 일과 마음을 바르게 하고, 마음을 흔들리지 않게 하는 것을 모두 잘할 수 있다는 것은 아니다. 대개 자기가 진실함을 다하지 않으면 다른 사람의 거짓을 알기 어렵고, 자기에게 거짓이 남아 있으면 다른 사람의 진실 또한 의심하게 된다. 오직 천하에 지극히 진실하여 거짓이 없어야 본성을 다할 수 있고, 그 뒤에라야 다른 사람의 진실과 거짓을 알 수 있는 것이다. 요임금과 순임금, 공자와 맹자, 여러 성인들이 이와 같이 했다."_『격치고』, 독행편

1-9.
동쪽 벽에 붙여서 스스로 경계하는 글

하나의 사물은 저절로 하나의 쓰임이 있어야
다른 사물을 볼 수가 있다.
내가 이치에 어두워서 사물이 공평하지 않다고
사물을 원망한 적이 있었다.

저쪽의 사물은 시간이 흐르면 저절로 이쪽의 사물이
되는데
군자가 어찌 마음을 저쪽 사물에만 두는가.
사물이 저쪽에서 이쪽으로 옮겨오는 차이만 있으니
군자는 사물을 원망하지 말아야 한다.

사물이 서로 무리지어서 천지 사이에 있으니
그대와 함께 흘러가므로 원망할 것이 없다.

만약 사물이 그대를 힘들게 한다면
군자는 먼저 마음잡는 법을 세워야 한다.

편안하고 크게 즐거움이 안정된 시절도 있고
곤궁하고 막히고 어지러운 시절도 있는 법이다.
내 몸도 홀연히 만물 사이에서 생겨났으니
사물과 함께 편안할 수 있다면 봄날을 얻은 것이다.

_『동무유고』(東武遺稿)

1-10.
서쪽 벽에 붙여서 스스로 경계하는 글

도량을 배우려면 마음을 깊이 쓰는 법을 배우라.
깊고 깊어서 하늘과 합해지면 망령되지 않는다.
지금 그대의 마음씀은 얕고, 구설은 분주하여
처자식도 그대를 가벼이 여기며 따르지 않는다.

기예를 배우려면 담력을 안정시키는 것을 배우라.
마음이 안정돼야 손을 잘 사용할 수 있으니
그대가 만약 담이 약하고 마음과 손이 겁을 내면
작은 것조차 분별하지 못하니 하물며 큰일은 어떻겠
는가.

겉으로만 충忠과 신信이 있는 척하면 남들도 그런 척
하리니

바라보매 비슷하지도 않으니 참으로 부끄럽구나.
바라건대 그대의 마음을 무쇠와 돌처럼 단단히 하라.
한 조각 굳은 마음 사람들이 흔들지 못하리라.

안으로 권모술수를 삼가면 사람들도 삼간다.
미쳐서 앞뒤 분간을 못하는 것이 걱정이구나.
바라건대 그대의 마음을 푸른 강물처럼 고요히 하면
물 가장자리의 끝을 모르듯 사람들이 헤아리지 못하
리라. _『동무유고』(東武遺稿)

1-11.
스스로 경계한 시

대장부는 고요하고 안정된 마음을 귀히 여기네.
몸을 바르게 세우면 사물을 알 수가 있으니
항상 바로잡는 말씀을 들어
내일과 내일의 일을 대비하라.
앞으로 닥쳐올 일을 잘 살펴서
가능하지 않은 일은 바로 그만두고
재삼 반복하지 말아야지,
자꾸 반복하면 근심을 만든다네.
저 구름과 은하수에서 정신은 노닐고
여울 속에 어리운 달을 건너가듯 조심조심.
만약 세상일에 휩쓸리면 헛된 노력뿐,
이루는 것이 없으리라.
바다에 떠다니면 바다에서 노닐고

산에 오르면 산에서 노닐리라.

마음자리 한 곳에만 머무르면

잠시도 한가롭지 못하리라. _『동무유고』(東武遺稿)

1-12.
자식이 평생 명심해야 할 것

부모가 아무리 지혜가 많아도 자식이 화禍를 당하는 것을 구하기는 어렵다. 만약 너희 스스로 수양하지 않는다면 함부로 나를 아비라고 부르지 말아라. 나는 두 번 말하지 않으리니 너희는 나를 원망하지 말아라. 욕심을 적게 하고 힘써서 행하며 사건을 맞닥뜨릴 때마다 지혜를 구하라. 지혜가 많아지면 마음에 활기가 생기고, 욕심을 많이 부리면 마음을 상하게 된다. 마음을 쓸 때 공적으로 쓰는가, 사적으로 쓰는가가 화禍와 복福의 문이라고 할 수 있다. 재능이 뛰어나고 모자람은 귀하고 천함을 좌우하는 지도리이다. 부모는 자식을 사사로이 여기면 안 되고, 자식도 부모를 사사로이 여기면 안 된다. 자신을 닦는 자는 길해지고 닦지 않는 자는 흉해진다.

장남 용勇: 본명은 용해(龍海)의 얼굴은 장수할 골상이지만 요절의 기운도 있다. 어진 사람을 질투하지 않고 스스로를 포기하는 마음을 갖지 않는다면 여든까지 장수할 수 있을 것이다. 어진 사람을 질투하고 스스로 포기하는 마음을 품으면 사십 세를 바라기도 어려우리라. 차남 근謹: 본명은 용수(龍水)의 얼굴은 귀한 골상에 천한 풍모도 있다. 옛것을 좋아하고 학문을 성실히 하면 능히 호걸이 되겠지만 옛것과 학문을 성실히 하지 않으면 끝내 천하게 된다.

장남 용은 성급히 기뻐하는 마음을 경계하면 비장의 기운이 충만해져서 질병이 생기지 않을 것이다. 차남 근은 성급히 슬퍼하는 마음을 경계하면 신장의 기운이 충만해져서 질병이 생기지 않을 것이다.

정도가 지나친 것은 모든 악의 으뜸이고, 효는 백 가지 행실의 근원이며, 술은 몸을 망치는 것이며, 충忠이란 사람을 구제하는 보배이다.

장남 용에게 화가 되는 것은 첫째가 술이고, 둘째가 여색이다. 차남 근에게 화가 되는 것은 첫째가 여색이고, 둘째가 술이다. 장남 용이 술에다 여색까지 더하면 화가 발길을 돌리기 전에 다다를 것이고, 차남 근이 여색에다 술까지 마시면 화가 발길을 돌리기 전에 다다를 것이다. 목숨을 상하게 하는 해로움은 여색이 최고로 위험하니 술은 여색의 해로움에 반도 미치지 못한다.

지금까지 내가 한 말은 세상을 살면서 겪게 되는 화에 대한 것이다. 부모가 되어 가르치지 않는 것은 부모의 죄이고, 가르침이 상세하지 못한 것도 부모의 죄이다. 그러므로 죄를 면하려면 상세하고 또 상세하게 가르쳐야 한다. 하지만 성공과 실패와 이익과 해로움은 부모가 알 수 있는 것은 아니다.

장남 용은 소음인으로 오장 중에 신장이 강하고 비장이 약하여 음의 기운은 충실한데 양의 기운은 허하게 태어났다. 즐거움은 크고 노여움은 약하며 슬픔은 완만하고 기쁨은 성급하다. 그런고로 모든 술과 여색과 사색에 붙들리면 비장이 상하고 양의 기운을 손상시킨다.

차남 근은 소양인으로 오장 중에 비장이 강하고 신장이 약하여 양의 기운은 충실하고 음의 기운은 허하다. 노여움은 크고 즐거움은 약하며 기쁨은 완만하고 슬픔은 성급하다. 그런고로 술과 여색과 사색에 치우치면 신장이 상하고 음의 기운을 손상시킨다.

장남 용이 성급한 기쁨을 경계하면 자연히 비장의 기운이 충실해지고, 성급한 기쁨을 경계하지 못하면 자연히 비장의 기운이 깎이면서 허해진다. 기쁠 때는 기쁘지 않을 때를 생각하고, 기쁘지 않을 때에는 서서히 기쁠 때를 생각해야 한다. 이것이 성급하게 기뻐해서 치우치지 않게 하는 방법이다.

비장이 약한 사람이 자주 기뻐하다가 자주 기뻐하지 않기를 반복하면 비장이 상해서 약해진다. 이미 기뻐하다가 자주 기뻐하지 않으면 비장이 상하게 된다. 따라서 재차 삼차 기뻐하다가 이어서 재차 삼차 기뻐하지 않으면 재차 삼차 비장이 상하게 된다. 이와 같이 하여 천백 번 기뻐하다가 천백 번 기뻐하지 않으면 비장이 상하게 된다. 욕심으로 기뻐하는 자는 성급하게 기뻐하여 반드시 비장이 상한다. 의로운 마음으로 기뻐하는 자는 완만하게 기뻐하여 비장이 상하지 않게 된다. 대부분의 사람이 모두 그러하다.

_『동무유고』, 교자평생잠(敎子平生箴)

2부
광제설(廣濟說):
사람을 널리 구하라

2-1.
나이에 맞게 사는 법

한 살부터 열여섯 살까지는 유년이고, 열일곱 살부터
서른두 살까지는 소년이며, 서른세 살부터 마흔여덟
살까지는 장년이고, 마흔아홉 살부터 예순네 살까지
는 노년이다.

모든 사람이 유년기에는 듣고 보기를 좋아하고, 부모
를 사랑하고 어른들을 공경하니 봄철에 터져 나오는
새싹과 같고, 소년기에는 용맹을 좋아하며 날래고 빠
르니 여름철에 자라나는 어린 나무와 같다. 장년기에
는 사람 사귀기를 좋아하고 몸과 마음을 닦고 행실을
삼가니 가을철에 수확하는 열매와 같으며, 노년기에
는 계획하는 것을 좋아하고 비밀을 잘 지키니 겨울에
숨은 뿌리와 같다.

유년기에 문자를 좋아하는 사람이 유년의 호걸이며,

소년기에 어른을 공경하는 사람이 소년의 호걸이고, 장년기에 널리 다른 사람을 사랑하는 사람이 장년의 호걸이며, 노년기에 다른 사람을 보호하는 사람이 노년의 호걸이다. 그렇지만 좋은 재능이 있어도 좋은 마음을 충분히 쓸 수 있는 사람이라야 진짜 호걸이고, 좋은 재능이 있어도 좋은 마음을 충분히 쓸 수 없는 사람은 재능만 갖춘 것일 뿐이다.

칠팔 세 이전 유년기에는 보고 듣는 것이 부족해서 희로애락의 감정에 붙들리면 병이 되니 자애로운 어머니가 보살펴야 하며, 이십사오 세 이전 소년기에는 용맹이 부족해서 희로애락의 감정에 붙들리면 병이 되니 지혜로운 아버지나 능력 있는 형이 보살펴야 하고, 삼십팔구 세 이전 장년기에는 현명한 동생이나 좋은 친구들만이 조력자가 될 수 있으며, 오십육칠 세 이전 노년기에는 효자나 효손이 부양해야 한다.

---

* 이하 2부의 출처는 모두 『동의수세보원』의 '광제설'편이다.

2-2.
사람은 성질대로 모인다

착한 사람의 집에는 반드시 착한 사람이 모이고, 나쁜 사람의 집에는 반드시 나쁜 사람이 모인다. 착한 사람이 많이 모이면 착한 사람의 장기臟氣가 활발하게 움직이고, 나쁜 사람이 많이 모이면 나쁜 사람의 심기心氣가 왕성하게 움직인다.

술과 색과 재물과 권세를 따르는 집은 나쁜 사람이 많이 모이게 된다. 그래서 그 집안의 효성스러운 아들과 며느리까지 병에 걸리게 된다.

권세를 좋아하는 집안은 붕당朋黨을 지어 끼리끼리 싸고도니, 그 집안을 망하게 하는 것은 붕당이다. 재산을 좋아하는 집안은 자손이 교만하고 어리석게 되니 그 집안을 망하게 하는 것은 자손이다.

모든 일이 이루어지지 않고 질병이 끊이지 않으며 선

악이 서로 대립하여 집안이 장차 망할 지경에 이를 때에는 지혜로운 아버지와 효자만이 그 일을 해결할 수 있다.

2-3.
장수하거나 요절하거나

교만하고 사치하면 수명이 줄고, 태만하면 수명이 줄
고, 치우치고 각박하면 수명이 줄고, 탐욕스러우면
수명이 준다. 사람이 교만하고 사치하면 반드시 여색
에 지나치게 빠져들고, 사람이 치우치고 성급하면 반
드시 권세를 다투게 되며, 사람이 탐욕스러우면 반드
시 돈과 재물로 인해 목숨을 잃게 된다.

간약簡約: 번다하지 않게 핵심을 지킴하면 수명이 늘고, 부지
런하면 수명이 늘고, 경계하면 수명이 늘고, 견문이
넓으면 수명이 는다. 간약하면 반드시 사치와 여색을
멀리하고, 부지런하면 반드시 술과 음식을 절제 하
고, 경계하면 반드시 권세를 피하고, 견문이 넓으면
반드시 돈과 재물에 욕심을 부리지 않는다.

거처가 쓸쓸한 것은 여색 때문이고, 몸가짐이 흐트러

진 것은 술 때문이며, 마음씀이 어수선한 것은 권세 때문이고, 사무事務: 사람들이 제각각 맡아 행하는 직무가 어지러운 것은 돈 때문이다.

만약 정숙한 여인을 공경한다면 여색도 바른 도리를 얻을 수 있고, 좋은 친구를 아낀다면 술로도 밝은 덕을 지킬 수 있으며, 현명한 사람을 높인다면 권세도 정당한 방법으로 얻을 수 있고, 만약 가난한 사람을 보호한다면 돈과 재물을 쓰더라도 온전한 성과를 얻을 수 있다.

술과 색과 재물과 권세는 예로부터 경계하였으니, 이 네 가지를 일컬어 네 개의 담장이라 하고 감옥에 비유하였다. 한 사람의 장수와 요절, 한 집안의 화와 복이 여기에 달려 있을 뿐만 아니라 천하가 다스려지느냐 어지러워지느냐 또한 여기에 달려 있다. 만약 천하가 술과 색, 재물과 권세에 의해 어긋나거나 어지럽게 되지 않는다면, 요·순임금이나 주남周南·소남召南의 시대와 같을 것이다.

2-4.
장수의 네 가지 자질―간약함, 부지런함, 경계함, 넓은 견문

모든 인간이 간약(簡約)하고, 부지런하고, 경계하고, 견문이 넓은 이 네 가지 자질을 원활하게 하고 온전하게 하면 자연히 장수할 수 있다. 간약하고, 부지런하고, 경계하거나 혹은 견문이 넓고, 경계하고, 부지런하거나, 이렇게 네 가지 중 세 가지만 갖춘 자는 그 다음으로 장수할 수가 있다. 교만·사치하고 부지런하고 경계하고 탐욕스럽거나 혹은 간약하고 게으르고 지나치게 성급하고 견문이 넓거나 하여 두 가지 자질만 갖춘 자 중에 공경하는 마음을 가진 자는 장수하고, 태만한 마음을 가진 자는 요절한다.

모든 사람이 공경하면 반드시 장수하고 태만하면 반드시 요절하며, 부지런하면 반드시 장수하고 헛되이 탐을 내면 반드시 요절한다. 배고픈 자의 창자가 음식을 얻는 데 성급하면 창자의 기운이 흐트러지고, 빈곤한 자의 뼈가 재물을 얻는 데 성급하면 뼈의 힘이 고갈된다. 굶주려도 그 굶주림에 편안하면 창자의 기운을 지킬 수 있고, 가난해도 그 가난에 편안하면 뼈의 힘을 세울 수가 있다. 음식에 대해서는 굶주림을 참아서 배부름을 탐내지 않는 것을 공경이라 하고, 의복에 대해서는 추위를 참아서 따뜻함을 탐내지 않는 것을 공경이라 하며, 근력에 대해서는 부지런히 움직여서 안일함을 탐내지 않는 것을 공경이라 하고, 재물에 대해서는 삼가여 구차하게 얻음을 탐내지 않는 것을 공경이라 한다.

산골 사람은 견문이 없으면 화를 입거나 요절하게 되고, 도시 사람은 간약함이 없으면 화를 입거나 요절하게 되고, 농촌 사람은 부지런함이 없으면 화를 입거나 요절하게 되고, 선비가 경계함이 없으면 화를 입거나 요절하게 된다.

산골 사람은 견문이 넓어야 하니 견문이 넓으면 복을 받고 장수하고, 도시 사람은 간약해야 하니 간약하면 복을 받고 장수하고, 농촌 사람은 부지런해야 하니 부지런하면 복을 받고 장수하고, 선비는 경계해야 하니 경계하면 복을 받고 장수할 수 있다.

산골 사람이 견문이 넓으면 복을 받고 장수를 누릴

뿐 아니라 산골의 호걸이 되고, 도시 사람이 간약하면
복을 받고 장수를 누릴 뿐 아니라 도시의 호걸이 되
며, 농촌 사람이 부지런하면 복을 받고 장수를 누릴
뿐 아니라 농촌의 호걸이 되고, 선비가 경계하면 복을
받고 장수를 누릴 뿐 아니라 선비의 호걸이 된다.

어떤 사람이 물었다.

"농부는 원래 힘으로 농사를 지으니 가장 부지런한
사람인데 어찌 부지런하지 않다고 말하며, 선비는 원
래 독서를 하니 가장 경계하는 사람인데 어찌하여 경
계가 없다고 말하는 겁니까?"

내가 대답했다.

"겨우 백 마지기의 땅을 다스리지 못할까 근심하는
것이 농부의 임무인데 농부를 선비와 비교한다면 농
부는 참으로 나태한 자입니다. 한편 선비는 독서만
하기 때문에 마음이 항상 망령되고 자부심으로 꽉 차
있지만, 농부는 낫 놓고 기역자도 모르기 때문에 오
히려 마음에 새깁니다. 이런 까닭에 선비를 농부에
비교한다면 선비는 참으로 경계하지 않는 자라 할 것
입니다. 만약 농부가 글을 익히는 데에 부지런하고
선비가 힘을 써 일하는 것을 익힌다면, 재능이 주도
면밀해지고 오장육부의 기운이 견고해질 것입니다."

2-5.
주색이 사람을 죽게 한다

교만하고 사치스런 자의 마음은 일반 사람들의 생활을 경시하며, 세상의 가정생활을 가볍게 여긴다. 또한 시선이 교만하여 생산하는 일이 얼마나 어려운지에 대해 완전히 어둡고, 재물을 일구는 방법에도 매우 뒤떨어지며, 매번 여색에 빠지면서도 죽을 때까지 뉘우칠 줄을 모른다.

나태한 자의 마음은 매우 거칠고 사나워서 작은 일부터 차근차근 쌓아서 나아가려 하지 않고, 매번 실속 없이 허황되고 거대한 망상에만 빠져든다. 대개 그런 자의 마음은 부지런하게 일하는 것을 싫어한다. 하여, 몸은 술의 나라로 도피한 채 어떻게 하면 힘든 일을 피할지 잔머리만 굴린다. 대체로 나태한 자 중에 술을 함부로 마시지 않는 자가 없으니 술을 함부로 마시는 사람을 보게 되면, 그 사람은 태만한 사람으로 마음이 거칠고 사납다는 것을 알 수 있다.

술과 색은 사람을 죽이는 원흉이다. 대부분 사람들이 말하기를 술독은 창자를 마르게 하고, 지나친 성생활[色勞]은 정精을 고갈시킨다고 한다. 이것은 하나만 알고 둘은 모르는 말이다. 술을 함부로 마시는 자는 힘써 일하는 것을 싫어하여 걱정이 태산과 같고, 여색에 빠진 자는 그 여자를 깊이 사랑하느라 근심과 고통이 칼날과 같다. 갖가지 마음의 곡절에 술독과 색에 힘쓰는 수고가 더해져 함께 힘을 합쳐 공격하면, 사람을 죽이게 되는 것이다.

미친 남자가 반드시 음탕한 여자를 사랑하고, 음탕한 여자가 미친 남자를 사랑한다. 어리석은 남자는 반드시 질투심 많은 여자를 사랑하고, 질투심 많은 여자는 어리석은 남자를 사랑한다. 만물의 이치로 관찰한다면 음탕한 여자는 미친 남자와 짝이 되고, 어리석은 남자는 또한 질투심 많은 여자와 짝이 된다. 대체로 음탕한 여자나 질투심 많은 여자는 나쁜 남자와 천박한 남자의 짝은 될 수 있지만, 군자와 귀인의 짝은 될 수 없다.

2-6.
천하의 큰 병 vs 천하의 큰 약

칠거지악七去之惡* 중에 음탕한 것과 질투하는 것이 으
뜸가는 악인데, 세속 사람들은 '투'妬 자의 의미를 잘
알지 못하고 단지 여러 첩을 미워한다는 뜻으로만 알
고 있다. 귀인이 대를 잇는 일은 가장 중요한 과업이
므로 부인은 귀인이 첩을 두는 것을 미워해서는 안
된다. 그러나 집안을 어지럽히는 근본은 여러 첩에서
나오지 않는 것이 없으니, 부인이 여러 첩들 중에서
간사하고 아첨하는 자를 미워하는 것은 오히려 부인

---

*전통 시대에 아내를 내쫓을 수 있었던 일곱 가지 사유로 부모에게 순종하지 않
는 것[不順父母去], 자식을 못 낳는 것[無子去], 행실이 음탕한 것[淫去], 질투하
는 것[妬去], 나쁜 병이 있는 것[有惡疾去], 말이 많은 것[多言去], 도둑질하는 것
[有竊盜去]이다. 한편 칠거의 이유가 있더라도 부모의 삼년상을 함께 치렀거나,
혼인 당시 가난했지만 후에 부귀를 얻은 경우나 아내에게 이혼 후 돌아갈 친정
이 없는 삼불거(三不去)에 해당할 때에는 아내를 버릴 수 없었다.

의 어진 덕이 될 수 있다. 어찌 이것이 '투'妬 자의 의미에 해당하는 것이겠는가!

『시경』詩經에서 말하기를 "복숭아꽃이 아름답게 피었구나! 그 잎이 무성하도다. 그 아가씨 시집가네! 그 집안사람을 화목하게 하리로다"라고 했다. 집안사람들을 화목하게 하는 것은 어진 이를 좋아하고 착한 이를 즐거워하는 것을 말한다. 집안사람들을 화목하게 하지 못하는 것은 어진 이를 질투하고 능력 있는 이를 질시하는 것을 말한다. 대체로 어느 집안에 질병과 죽음이 뒤따르고 자손이 바보가 되고 재산이 몰락하는 까닭은 어진 이를 질투하고 능력 있는 이를 질시하는 데에서 비롯되지 않은 것이 없다.

천하의 악은 어진 자를 질투하고 능력 있는 자를 질시하는 것보다 더 큰 것이 없다. 천하의 선은 어진 자를 좋아하고 선한 자를 즐거워하는 것보다 더 큰 것이 없다. 어진 자를 질투하고 능력 있는 자를 질시하지 않으면, 악을 행해도 그 악이 반드시 그렇게 심한 것은 아니다. 어진 자를 좋아하지 않고 선한 자를 즐거워하지 않으면, 선을 행해도 그 선이 반드시 그렇게 대단한 것은 아니다. 과거의 역사 기록을 보면, 병에 걸리는 이유는 모두 어진 자를 질투하고 능력 있는 자를 질시하는 데서 나온 것이다. 병이 치료되는 이유는 모두 뛰어난 이를 좋아하고 착한 일을 즐거워하는 데서 나온다. 그러므로 어진 자를 질투하고 능력 있는 자를 질시하는 것이 천하의 가장 깊은 병이고, 어진 자를 좋아하고 선한 자를 즐거워하는 것이 천하의 가장 큰 약이다.

낭송Q시리즈 북현무
낭송 동의수세보원

3부
의원론(醫源論): 의학의 역사

3-1.
의학의 발자취

(1)

『서경』에 "만약 약을 썼는데 어지럽고 눈앞이 캄캄해지는 명현瞑眩 현상이 일어나지 않는다면 그 병은 낫지 않는다"라고 쓰여 있다. 은殷나라 고종 임금 때에 이미 명현 현상이 약의 효험으로 알려져서, 고종이 약의 효능을 칭찬하였다고 한다. 그러므로 의약의 경험이 그 유래가 신농神農과 황제黃帝 때보다 더 오래되었다는 말은 매우 믿을 만하다. 그렇지만 『본초』本草와 『소문』素問이 신농과 황제의 손에서 나왔다는 말은 믿을 수가 없다. 왜냐하면 신농과 황제 때에는 문자가 없었을 뿐만 아니라 후대의 문자를 쓰는 방법도 거의 갖추어지지 않았기 때문이다.

주周나라 말엽부터 진秦나라 및 한漢나라 이래로 편작

扁鵲이 유명했으나, 장중경張仲景에 이르러서야 의술
이 다 갖추어져서 처음으로 학파를 이루고 책을 저술
하여 의학이 일어나게 되었다. 장중경 이후 남북조와
수隋·당唐나라의 의사들이 그를 이었고, 송宋나라에
이르러서는 주굉朱肱이 모든 의술을 습득하여 『활인
서』活人書를 저술하니 의학이 더욱 발전하였다. 주굉
이후에는 원나라의 의사인 이고李杲, 왕호고王好古, 주
진형朱震亨, 위역림危亦林이 뒤를 이었고, 명나라 때에
이르러서는 이천李梴과 공신龔信이 앞선 시대의 의학
을 다 습득하였고, 허준이 이것을 모두 전해 받아 『동
의보감』을 저술하니 의학이 다시 진흥되었다.
대체로 신농·황제 이후부터 진·한 이전까지 병증과
약의 이치는 장중경이 전하였으며, 위진 이후 수·당
이전까지의 병증과 약의 이치는 주굉이 전하였고,
송·원 이후 명나라 이전까지의 병증과 약의 이치는
이천·공신과 허준이 전하였다. 의가의 공로와 업적
을 가지고서 논하자면, 마땅히 장중경·주굉·허준을
우선으로 삼고 이천·공신이 그 다음이 될 것이다.

* 이하 3부의 3-1장, 3-2장, 3-3장의 출처는 모두 『동의수세보원』의 '의원론'편
이다.

(2)

본초本草: 생명체에 대한 양생·치료·예방에 제공되는 천연약물. 초근목
피를 위주로 하고 동물·광물을 포함하는 약품으로 한방약물을 대표하는

말이다는 신농·황제 시대 이후로 수천 년 동안의 경험
이 흘러 내려온 것이니, 신농 시대에는 『본초』가 있었
고, 은나라 때에는 『탕액본초』湯液本草가 있었으며, 당
나라 때에는 맹선孟詵의 『식료본초』食療本草와 진장기
陳藏器의 『본초습유』本草拾遺가 있었고, 송나라 때에는
방안상龐安常의 『본초보유』本草補遺와 『일화자본초』日華
子本草가 있었으며, 원나라 때에는 왕호고王好古의 『탕
액본초』가 있었다.

소음인의 병증과 약의 이치는 장중경이 어느 정도 상
세하게 밝혀 놓았고, 송·원·명나라 의사들이 전부 소
상하게 밝혀 놓았다.

소양인의 병증과 약의 이치는 장중경이 반쯤 상세하
게 밝혀 놓았고, 송·원·명나라 의사들이 어느 정도
소상하게 밝혀 놓았다.

태음인의 병증과 약리는 장중경이 대략 얼개만 세웠
고, 송·원·명나라 의사들이 반쯤 소상하게 밝혀 놓았
다.

태양인의 병증과 약리는 주진형이 대략 얼개만 세웠
고, 본초에 이르러 약의 이치를 대략 갖추게 되었다.

(3)

나는 말한다.

"『영추소문』靈樞素問을 황제가 지었다는 것은, 이상하고 괴이한 말로 남을 현혹시키는 것이기 때문에 언급할 가치조차 없다. 그러나 주문이나 부적으로 병을 치료하는 자들의 말에도 간혹 받아들일 것이 있으니 심하게 꾸짖을 필요는 없다. 이 책은 옛사람의 경험을 바탕으로 오장육부, 경락, 침법, 병증, 수양의 방법들을 새롭게 개발한 바 있으니, 실로 이 책은 의사들이 이 이치를 궁구하는 근본이자 의술의 싹과 맥이 나오는 원천이라 할 수 있다. 그러므로 그 허탄한 죄를 문제삼아 방법을 개발한 공까지 버려서는 안 된다. 이 책은 또한 총명함과 지혜로 만물의 이치를 널리 탐구한 옛사람들의 말이 담겨 있지만, 한편으로는 오랜 세월 동안 수양했던 방사方士: 음양오행 등의 도술을 부리던 사람들의 방법까지 포함되어 있다. 그러므로 그 이치는 참고할 만하지만 그 견해는 다 믿어서는 안 된다."

『황제내경』에서 기백岐伯은 말했다.

"태양·소양·소음경병은 모두 소양인의 병이고, 양명경병陽明經病·태음경병太陰經病은 모두 태음인의 병이고, 궐음경병厥陰經病은 소음인의 병이다."

3-2.
육경변증六經辨證 : 경맥에 따른 병의 증세

옛사람들이 여섯 개의 경락[六經]과 음양陰陽으로 병
을 논하였으므로 장중경이 『상한론』傷寒論을 저술할
때도 역시 육경의 음양으로써 병증을 판별하였다.
태양병증은 머리와 몸이 아프고 열이 나며 오한이 나
고 맥이 뜨는 증상을 보인다.
소양병증은 입맛이 쓰고 목이 마르며 눈이 어질어질
하고 귀가 먹먹하며 가슴과 옆구리가 답답하고 추웠
다 더웠다 하고 머리가 아프며 열이 나고 맥이 가늘
고 팽팽하다.
양명병증은 오한이 없고 열을 싫어하며 땀이 저절로
나며 변비 증상을 보인다.
태음병증은 배가 그득하면서 아프고 입이 마르지 않
고 가슴이 답답하지 않으며 설사하는 증상을 보인다.

소음병증은 맥이 미세하고 잠만 자려고 하며 입이 마르고 가슴이 답답하고 설사하는 증세를 보인다.

궐음병증은 처음부터 복통은 없고 저절로 설사하는 증세를 보이고 아픈 지 육칠 일 만에 맥이 약해지면서 완만해지고 손발이 차가우며 혀가 굳고 음낭이 오그라든다.

여섯 가지 병증에서 세 개의 음병은 다 소음인의 병증이고, 소양병증은 곧 소양인의 병증이다. 태양병증과 양명병증은 소양인, 소음인, 태음인의 병증에 골고루 해당되는데 소음인의 병증이 가장 많다.

3-3.
시간에 따른 병의 증세

(1)

『황제내경』에서 기백이 말했다.

"상한병傷寒病: 추위로 인하여 생긴 병. 감기, 급성열병, 폐렴 등이 들었을 때 첫째 날은 소장 및 방광과 연결된 태양경맥太陽經脈이 병을 받아서 머리와 목이 아프고 허리와 척추가 굳어진다. 둘째 날은 위장 및 대장과 연결된 양명경맥陽明經脈이 병을 받는다. 양명경맥은 살을 주관하고 그 맥이 코를 끼고 올라가서 눈에 연결된다. 그러면 몸에 열이 나고 눈이 아프고 코가 마르며 누울 수가 없게 된다. 셋째 날은 담 및 삼초와 연결된 소양경맥少陽經脈이 병을 받는다. 소양경맥은 담을 주관하고 그 맥이 옆구리를 돌아 올라가서 귀에 연결된다. 그러면 가슴과 옆구리가 아프면서 귀가 멍멍해진다.

세 개의 양의 경락이 모두 그 병을 받았으나 아직은 장기에 들어가기 전이므로 땀을 빼주어야 한다.

넷째 날은 비장과 폐와 연결된 태음경맥太陰經脈이 병을 받는다. 태음맥은 위장 가운데 분포되어 목구멍에 연결되므로 배가 부르면서 목이 마른다. 다섯째 날은 심장과 신장에 연결된 소음경맥少陰經脈이 병을 받는다. 소음맥은 신장을 관통해서 폐에 닿고 혀의 뿌리에 연결되므로 입이 마르고 혀가 건조하여 갈증이 난다. 여섯째 날은 간과 심포와 연결된 궐음경맥厥陰經脈이 병을 받는다. 궐음맥은 생식기陰器를 돌아서 간에 연결되므로 가슴이 답답하면서 그득하고 음낭이 오그라든다. 이와 같이 삼음삼양三陰三陽의 경맥과 오장육부가 다 병을 받아서 영기와 위기가 원활하지 않고, 오장이 통하지 않으면 죽게 된다."

(2)

음양·표리 관계에 있는 두 경맥에 병이 들면 상한에서는 반드시 죽음을 면할 수가 없다. 두 경맥에 병이 들면 첫째 날에는 태양경맥과 소음경맥이 함께 병이 들어 머리가 아프게 되고 입이 마르며 가슴이 답답하고 그득해진다. 둘째 날에는 양명경맥과 태음경맥이 함께 병이 들어 배가 부르고 열이 나고 음식을 먹지 못하고 헛소리를 한다. 셋째 날에는 소양경맥과 궐음 경맥이 함께 병이 들어 귀가 들리지 않고, 음낭이 오 그라들고 손발이 차고 물과 미음도 넘기지 못하고 사 람도 알아보지 못하다가 육일 만에 죽는다. 죽기까지 는 대개 육칠 일이 걸리지만, 병이 낫는 것은 적어도 십 일 이상이 걸린다.

(3)

맥을 보는 법은 병의 증세를 파악하는 하나의 단서 이다. 그 이치는 맥이 뜨고, 가라앉고, 더디고, 빠름에 있지 반드시 그 기묘한 데까지 탐구할 필요는 없다. 삼음삼양三陰三陽은 증상으로 병증을 판별하는 것이 다. 그 이치는 배와 등, 안과 밖에서 찾아야지 경락의 변화에서까지 구할 필요는 없다.

3-4.
의술과 약 처방의 원칙

어린아이가 중병에 걸리면 시속時俗: 그때의 풍속이나 유행
을 따라 함부로 약과 침과 뜸을 사용하여 요절하는
경우가 많다. 중병은 의술을 쓰지 않더라도 바람과
차가운 기운과 날 음식과 차가운 음식을 신중하게 조
섭하면 병자의 열에 여덟아홉은 쉽게 나을 수가 있
다. 그러나 약과 침과 뜸을 함부로 쓰면 병자 열 명 중
대여섯 명은 쉽게 죽을 수 있다. 물론 급한 병은 널리
의술과 약을 물어서 쓰지 않을 수 없다. 그렇다 하더
라도 함부로 써서는 안 된다. _『동무유고』, 오복론(五福論)

사람과 증세를 환히 알면 거기에 해당하는 약 처방
에 대해서는 의심할 것이 없다. 사람의 형태와 용모
를 자세히 헤아려서 여러 번 추이를 살피는 게 중요

하다. 미혹된 점이 있으면 병증과 서로 견주어 헤아려서 의혹을 없앤 후에야 약을 쓰고, 한 첩의 약이라도 경솔하게 써서는 안 된다. 중병과 위태로운 증세에 잘못 쓰면 한 첩의 약이라도 반드시 사람을 죽일 수 있다. _『동의수세보원』, 범론(泛論)

반드시 병이 있는 사람에게 약을 써야 하고, 병이 없는 사람에게 약을 쓰지 말아야 한다. 병이 무거우면 중한 약을 쓰고, 병이 가벼우면 중한 약을 쓰면 안 된다. 만약 가벼운 병에 중한 약을 즐겨 쓰거나 병이 없는데 약을 즐겨 복용한다면 장기의 기운이 약해져서 더욱 병을 초래하게 된다. _『동의수세보원』, 범론

고량진미가 입맛을 돋우지만 항상 먹으면 입맛을 버리게 되고, 양털로 된 옷이 추위를 잘 막아 주지만 항상 입으면 추위를 타게 된다. 고량진미와 양털로 된 옷도 늘 먹거나 입지는 말아야 하는데 하물며 약은 어떻겠는가? 약을 먹어서 얻는 해로움은 약을 먹었는데 이로움이 없는 것보다 백 배 더 위험하다. 대체로 병이 있는 사람은 그 병증을 밝게 알아서 반드시 약을 복용하지 않으면 안 된다. 병이 없으면 비록 그 증세를 명확히 알더라도 절대로 약을 복용하지 말아

야 한다. 세상에 아편, 수은, 산삼, 녹용을 먹은 자들을 살펴보건대 수차례 복용해서 수명을 재촉하지 않은 경우란 있지 않았다. _『동의수세보원』, 범론

3-5.
감정이 병의 원인

예로부터 의술과 처방이 세상에 유행하였고, 이것이 쌓여서 누적된 경험을 장중경이 수집하여 저술하였다. 옛날의 의사들은 사랑하고 미워하고 욕심내고 기뻐하고 성내며 슬퍼하고 즐거워하는 감정이 치우치면 병이 된다는 사실을 알지 못하였다. 비위에 들어오는 곡기와 물, 풍風, 한寒, 서暑, 습濕의 외부 대기가 몸과 접촉해서 병이 되는 줄만 알았던 것이다. 그러므로 그 병론과 약론이 전부 소음인의 비위와 음식 중에서 나왔다. 소양인의 위열증胃熱證에 대한 약론이 간혹 있기는 하지만, 태음인과 태양인의 병세에 대해서는 전혀 알지 못하였다. _『동의수세보원』, 의원론

소갈消渴: 당뇨병에 대해 논한다. 환자 중에 마음씀이 너

그럽지 않고 활달하지 못하며, 좁고 단단하여 작은 것에 집착하고, 견문은 얕은데 하고자 하는 것은 빨라서 계책을 세울 때는 돌발적이되 뜻은 어지럽고 생각은 모자란 경우가 있다. 이런 환자는 대장의 맑은 기운과 상승의 기운이 완전하지 못해서 날이 갈수록 소모되고 피곤해져서 소갈병을 앓게 된다.

소갈병을 치료하려면 마음을 너그럽고 완만하게 하며 작은 것에 집착하지 않도록 해야 한다. 반드시 급하게 치료해야 맑은 기운이 소모되지 않는다. 마음이 편안하고 생각이 고요하면 양기가 상승하여 머리와 사지가 가벼워지고 맑은 기운이 충만하게 된다. 이것이 원기元氣이며 맑은 양기[淸陽]이다. 속을 썩이고 애를 태우면 양기가 하강하여 무겁고 탁해져서 머리와 사지에 열을 뭉치게 한다. 이것은 화기火氣이며 소모된 양기[耗氣]이다.

『주역』수괘需卦의 구삼 효사에는 이런 말이 있다. "진흙에서 기다리니 도적이 이르게 한다."『주역』상象에 이르길 "진흙에서 기다린다는 것은 재앙이 밖에 있지만 스스로 도적을 부르는 격이니, 공경하고 삼가면 잘못되지는 않는다"고 하였다. 이 뜻을 모방하여 말해 보면 음이 허해서 낮에 열이 나고 등이 차가워서 구토가 나는 것은 병이 험하지만 죽을 정도로 위험한 상태는 아니다. 그러므로 마음을 재계하고 몸을 삼가며, 좋은 약을 복용하면 죽지 않을 것이다. - 『동의수세보원』, 소양인이 위에 열을 받아 속이 열한 병을 논함[少陽人胃受熱裏熱病論]

일찍이 태음인 소년의 조열병燥熱病을 치료할 때다. 약 300첩을 써서 1년간 목숨을 부지했으나 그만 죽고 말았다. 이 병이 반드시 다스리지 못할 병은 아니었다. 소년이 1년이 넘게 약을 먹고도 결국 죽은 이유는 따로 있었다. 대체로 이 병의 원인이 사치와 즐거움을 좋아하고 불같은 욕심이 밖으로 치솟지 않은 적이 없어서 간열肝熱이 크게 성하여 폐가 건조해져 말라 버린 데 있기 때문이다. 만일 이 소년이 100일 동안 마음을 편안히 하고 욕심을 씻으면서 약을 복용했다면 어찌 다스려지지 않았겠는가? 병이 시작된 날부터 죽는 날까지 불같은 욕심이 밖으로 치솟지 않은 적이 없었기 때문에 다스려지지 않았던 것이다. 속담에 이르길 "조상 덕은 일일이 받을 수 없을지라도 삼가는 덕은 받지 못하는 경우가 없다"고 했으니, 어떤 환자를 막론하고 그 마음을 삼가서 욕심을 씻고 선한 마음으로 안정시키면 100일이면 낫고, 200일이면 완전해지지 않을 수가 없는 것이다. 삼가는 덕이 하나하나 보답을 받는 사실은 모든 일에서 다 드러나지만 질병에 있어서는 더욱더 그러하다. _『동의수세보원』, 태음인의 간이 열을 받아 속이 열한 병을 논함[太陰人肝受熱裏熱病論]

주진형이 말했다.
"'열격반위'噎膈反胃는 피와 진액이 모두 소진되어 위장과 식도가 건조해지는 병증이다. 그 건조한 증상이 인후 가까이에서 나타나면, 물은 마실 수 있지만 음식물은 들어가기가 어렵고, 들어가더라도 많지 않은데 이것을 '열'噎이라고 한다. 그 건조한 증상이 위장 가까이에서 나타나면 음식물이 들어가더라도 위장으로 다 들어가기는 어렵다. 위장으로 들어간 음식물도 오랫동안 머물러 있다가 다시 나오니 이것을 '격'膈이라고 하고 또는 '반위'反胃라고도 한다. 대변이 매우 적게 나오고 그 모양이 양의 똥과 같다면 병명은 같지 않더라도 병의 원인은 같은 것이다."
장계봉이 말했다.
"열병噎病은 당연히 정신과 생각 사이에 있는 병으로 오직 마음을 성찰하고 스스로 수양해야 치료할 수가 있다."

나는 논한다.

"태양인의 소장병은 매우 중증이니 반드시 성내는 것을 멀리하고 고량진미를 끊어야 그 병이 나을 수 있다. _『동의수세보원』, 태양인이 안으로 감촉한 소장병을 논함[太陽人內觸小腸病論]

낭송Q시리즈 북현무
낭송 동의수세보원

4부
변증론(辨證論):
사상인 체질을 구별하는 법

4-1.
사상인의 분포와 특징

태양·소양·태음·소음인을 오늘까지 살펴본 결과,
한 고을의 인구를 만 명으로 잡고 대략 논한다면, 태
음인은 오천 명이며, 소양인은 삼천 명이며, 소음인
은 이천 명이며, 태양인 수는 극히 적어서 한 고을에
서너 명 내지는 십여 명에 지나지 않는다.

태양인의 기상은 머리와 목덜미의 일으키는 기세가
왕성하고 씩씩하며, 허리둘레를 세우는 기세가 고립
되고 약하다.
소양인의 기상은 가슴을 감싸는 기세가 왕성하고 씩
씩하며, 엉덩이의 앉는 기세가 외롭고 약하다.
태음인의 기상은 허리둘레를 세우는 기세가 왕성하
고 씩씩하며, 머리와 목덜미의 일으키는 기세가 고립

되고 약하다.

소음인의 기상은 엉덩이의 앉는 기세가 왕성하고 씩씩하며, 가슴을 감싸는 기세가 외롭고 약하다.

태양인의 성질은 막힘없이 소통하는 데 뛰어나고, 교우交遇: 서로 사귀고 교제하는 활동에 능한 재간이 있다.

소양인의 성질은 굳세고 강인한 점에 뛰어나고, 사무事務: 사람들이 제각각 맡아 행하는 직무에 능한 재간이 있다.

태음인의 성질은 성취하는 데 뛰어나고, 거처居處: 거주하여 생활하는 것에 능한 재간이 있다.

소음인의 성질은 단정하고 정중함에 뛰어나고, 당여黨與: 뜻을 함께하여 무리 짓는 활동에 능한 재간이 있다.

* 이하 4부의 출처는 모두 『동의수세보원』의 '사상인변증론'(四象人辨證論)편이다.

4-2.
사상인 구분법

(1)

태양인의 체형은 구별하기가 어렵지 않으나 사람 수가 드물기 때문에 구별하기가 가장 어렵다. 그 체형은 머리와 목덜미의 기세가 왕성하고 씩씩하며, 성질은 막힘없이 소통하고, 과단성이 있다. 태양인의 병으로는 열격반위해역증噎膈反胃咳逆證이 있는데 스스로 알아내기가 쉽다. 병이 중하고 위험하기 이전에는 별로 큰 증상이 나타나지 않아서 건강한 사람처럼 보인다. 소음인 노인에게도 같은 증상이 나타나는데 태양인으로 잘못 진단하여 치료하면 안 된다.

태양인 여성의 체형은 건장하고 튼실하나 간이 작고 옆구리가 좁으며 자궁이 넉넉하지 못하여 아이를 잘 낳지 못한다. 가축을 관찰하여 그 이치를 살펴본 결과, 태양 체질의 암소나 말은 체형이 건장하고 튼실하나 역시 새끼를 잘 낳지 못하므로 그 이치로 미루어 알 수가 있다.

소양인의 체형은 상체는 건장하나 하체는 부실하고, 가슴은 실하며 발걸음은 가볍다. 빠르고 날래며 용맹한 것을 좋아한다. 사람의 수가 많아서 사상인 중에 분별하기가 가장 쉽다.

소양인 중에 가끔 몸이 작고 조용하고 우아하여 외형이 마치 소음인과 비슷한 사람이 있으나, 그 병세의 차고 뜨거움을 관찰하여 자세히 병증을 잡아내야 하며, 소음인으로 잘못 진단하여 치료하지 않도록 해야 한다.

(2)

태음인과 소음인의 체형은 대체로 서로 비슷하여 분별하기 어렵지만 그 병증을 관찰하면 반드시 분별할 수 있다. 태음인이 허한 땀이 나면 완전히 튼실한 것이고, 소음인이 허한 땀이 나면 큰 병이 있는 것이다. 태음인이 피부가 탄탄하고 치밀하면 큰 병이 있는 것이고, 소음인이 피부가 탄탄하고 치밀하면 튼실한 것이다. 태음인은 흉격胸膈: 가슴과 배 사이에 정충증怔忡證: 까닭 없는 두려움과 공포로 갑자기 놀란 것같이 가슴이 울렁거리고 안정되지 못하는 증세이 있고, 소음인은 수족문란증手足忟亂證: 갑자기 손발이 떨리는 증상이 있다. 태음인은 눈꺼풀이 위로 당기거나 눈동자가 아픈 증세가 있지만, 소음인은 이런 증세가 없다. 소음인은 평상시 호흡이 고르다가 간간이 크게 한숨을 쉬듯 호흡하지만, 태음인은 크게 한숨을 쉬듯이 호흡하지 않는다. 태음인은 학질에 걸려 오한이 나도 냉수를 마실 수 있지만, 소음인은 학질에 걸려 오한이 나면 냉수를 마시지 못한다.

태음인의 맥은 길고 팽팽하지만, 소음인의 맥은 느슨하고 약하다. 태음인의 피부와 살[肌肉]은 단단하고 튼실하지만, 소음인의 피부와 살은 가볍고 부드럽다. 태음인의 용모와 말하는 기운과 생활태도는 의젓하고 정돈되어 있고 바르다. 소음인의 용모와 말하는 기운과 몸가짐은 자연스럽고 대쪽 같고 소박하고 재치가 있다.

소음인의 체형은 키가 작고 몸집이 작지만 키가 크고 장대한 사람도 많으며, 간혹 팔구 척 되는 장신도 있다. 태음인의 체형은 장대하지만 간혹 6척 정도로 키가 작고 왜소한 사람도 있다.

(3)

태음인은 항상 겁내는 마음이 있는데, 겁내는 마음이
안정되고 고요해지면 거처가 편안하고 능력이 커져
서 올바른 길로 나아가고, 겁내는 마음이 너무 많아
지면 마음이 자유롭지 못하여 남들이 하는 대로 따라
간다. 만약 겁내는 마음이 두려워하는 마음으로 바뀌
면 큰 병이 생기니 이것이 정충증이다. '정충증'은 태
음인의 병 가운데 중증에 속한다.

소양인은 항상 두려운 마음이 있는데, 두려운 마음이
안정되고 고요해지면 거처가 편안하고 능력이 커져
서 올바른 길로 나아가고, 두려운 마음이 너무 많으
면 마음이 자유롭지 못하여 남들이 하는 대로 따라간
다. 만약 두려운 마음이 무서워 떠는 마음공포심으로
바뀌면 큰 병이 생기니 곧 건망증이다. 건망증은 소
양인의 병 중 중증에 속한다.

소음인은 항상 불안정한 마음이 있는데, 불안정한 마
음이 안정되고 고요해지면 비장 기운이 활발해진다.
태양인은 항상 급박한 마음이 있는데, 급박한 마음이
안정되고 고요해지면 간의 피가 고르게 흐른다.

(4)

소음인은 인후병이 있는데, 이 병은 대단히 심각한 것으로 만성병이 되니 대수롭지 않게 여겨 방치해서는 안 된다. '삼계팔물탕'蔘桂八物湯을 쓰는 것이 마땅하며, 노루 간이나 금사주金蛇酒: 금빛 무늬가 있는 뱀을 술에 담근 것를 쓰기도 한다.

태양인은 팔구 일 동안 변비 증세가 있는데, 이 병은 위태로운 증세가 아니다. 약이 없는 것은 아니므로 미후등오가피탕獼猴藤五加皮湯을 쓰는 것이 좋다.

태양인은 소변의 양이 많으면 튼실하고 병이 없는 것이며, 태음인은 땀이 잘 나고 기운이 잘 통하면 튼실하고 병이 없는 것이며, 소양인은 대변이 잘 나오면 튼실하고 병이 없는 것이며, 소음인은 음식이 잘 소화되면 튼실하고 병이 없는 것이다.

태양인은 열격이 있으면 식도가 있는 상초 부위가 바람이 지나는 것같이 휑하고, 태음인은 이질이 있으면 소장이 있는 중초 부위가 안개 낀 것같이 막히고, 소양인은 대변이 나오지 않으면 가슴 부위가 활활 타오르는 불같이 뜨겁고, 소음인은 설사가 그치지 않으면 배꼽 아래가 얼음같이 차갑다.

4-3.
사상인에 따른 양생법

한나라 명의 화타가 말했다. "양생을 하려면 매번 조금씩 일하고 과로를 피하라."

또 어떤 노인이 말했다. "사람은 하루 두 끼만 먹고, 네, 다섯 끼는 먹지 말아야 하네. 또 이미 먹고 난 뒤에는 더 먹지 말아야 한다네. 이와 같이 하면 반드시 장수하지 않을 수가 없다네."

내가 보충하여 말했다.

"태음인은 밖을 살펴 겁내는 마음을 항상 안정되고 고요하게 하고, 소양인은 안을 살펴 두려운 마음을 항상 안정되고 고요하게 하고, 태양인은 한걸음 물러나 급박한 마음을 항상 안정되고 고요하게 하고, 소음인은 한걸음 나아가서 불안정한 마음을 항상 안정되고 고요하게 하시게.

이와 같이 하면 반드시 장수하지 않을 수가 없다네."

또 덧붙여 말했다.

"태양인은 늘 분노하는 마음과 슬퍼하는 마음을 경계하고, 소양인은 늘 슬퍼하는 마음과 분노하는 마음을 경계하고, 태음인은 늘 즐거워하는 마음과 기뻐하는 마음을 경계하고, 소음인은 늘 기뻐하는 마음과 즐거워하는 마음을 경계하시게. 이와 같이 하면 반드시 장수하지 않을 수가 없다네."

낭송Q시리즈 북현무
낭송 동의수세보원

5부
성명론(性命論) :
몸의 본성과 운명

5-1.
선천적 인간 조건과 후천적 인간 활동

선천적 인간 조건

천기天機에는 네 가지가 있다. 천기는 선천적으로 주
어진 환경 혹은 조건을 말한다.

하나는 지방地方으로 만물이 존재하는 지구상의 공간
이고, 둘은 인륜人倫으로 혈연적 관계이고, 셋은 세회
世會로 사회적 관계이고, 넷은 천시天時로 춘하추동 사
계절의 변화이다.

천시는 지극히 넓고 커서 끝이 없는 것이고, 세회는
지극히 큰 것이고, 인륜은 지극히 넓은 것이고, 지방
은 지극히 먼 것이다.

후천적 인간 활동

인사人事에는 네 가지가 있다. 인사는 선천적인 환경
에 대응하는 인간의 활동이다.
하나는 거처居處로 거주하여 생활하는 것이고, 둘은
당여黨與로 뜻을 함께 하여 무리 짓는 활동이고, 셋은
교우交遇로 서로 사귀고 교제하는 활동이고, 넷은 사
무事務로 사람들이 제각각 맡아 행하는 직무이다.
사무는 잘 닦아야 하고, 교우는 잘 이루어야 하고, 당
여는 바로 잡아야 하고, 거처는 잘 다스려야 한다.

천시, 세회, 인륜, 지방은 모든 사람에게 똑같이 주어
진 것이고 사무, 교우, 당여, 거처는 사람마다 각기 다
르다.

* 이하 5부의 출처는 모두 『동의수세보원』의 '성명론'편이다.

신체 기관들의 기능과 성향

귀, 눈, 코, 입

귀로는 천시天時를 듣고, 눈으로는 세회世會를 보며, 코로는 인륜人倫을 맡고, 입으로는 지방地方을 맛본다.

귀는 좋은 소리를 좋아하고, 눈은 좋은 색을 좋아하며, 코는 좋은 냄새를 좋아하고, 입은 좋은 맛을 좋아한다.

좋은 소리는 귀에 거슬리지 않고, 좋은 색은 눈에 거슬리지 않으며, 좋은 냄새는 코에 거슬리지 않고, 좋은 맛은 입에 거슬리지 않는다.

폐, 비, 간, 신

폐肺가 발달한 사람은 사무에 능숙하고, 비脾가 발달

한 사람은 교우가 원만하며, 간肝이 발달한 사람은 무리를 잘 형성하고, 신腎이 발달한 사람은 거처를 확실하게 정한다.

폐는 나쁜 소리를 싫어하고, 비는 나쁜 색깔을 싫어하며, 간은 나쁜 냄새를 싫어하고, 신은 나쁜 맛을 싫어한다.

나쁜 소리는 폐를 거스르고, 나쁜 색깔은 비를 거스르며, 나쁜 냄새는 간을 거스르고, 나쁜 맛은 신을 거스른다.

턱, 가슴, 배꼽, 배

턱에는 주책籌策이 있고, 가슴에는 경륜經綸이 있으며, 배꼽에는 행검行檢이 있고, 배에는 도량度量이 있다.

주책은 이익과 손해를 헤아려 세우는 계책이고, 경륜은 어떤 일을 할 수 있는 역량과 포부이며, 행검은 몸가짐을 살펴 바르게 단속하는 태도이고, 도량은 마음이 넓고 생각이 깊어 사람이나 사물을 두루 포용하는 능력이다.

주책은 너무 교만해서는 안 되고, 경륜은 너무 잘난 체해서는 안 되며, 행검은 너무 쳐내려고 하면 안 되고, 도량은 너무 자랑해서는 안 된다.

턱에는 교심驕心이 있고, 가슴에는 긍심矜心이 있으며, 배꼽에는 벌심伐心이 있고, 배에는 과심夸心이 있다.

교심은 제 뜻대로 제멋대로 하면서 남을 업신여기는 마음이고[驕意], 긍심은 자신의 생각에 자부심을 갖는 마음이며[矜慮], 벌심은 자신의 태도와 행실을 내세우고 고집하여 남을 제압하는 마음이고[伐操], 과심은 자신의 행위와 지향을 부풀리고 떠벌리는 마음이다 [夸志].

머리, 어깨, 허리, 엉덩이

머리에는 식견識見이 있고, 어깨에는 위의威儀가 있으며, 허리에는 재간材幹이 있고, 엉덩이에는 방략方略이 있다.

식견은 지식과 견문이고, 위의는 격식과 법도이고, 재간은 재능과 솜씨이고, 방략은 방법과 계략이다.

식견은 빼앗아서는 안 되고, 위의는 사치해서는 안 되며, 재간은 게을러서는 안 되고, 방략은 훔쳐서는 안 된다.

머리에는 멋대로 하려는 마음[擅心]이 있고, 어깨에는 사치하려는 마음[侈心]이 있으며, 허리에는 게으른 마음[懶心]이 있고, 엉덩이에는 탐내는 마음[慾心]이 있다.

멋대로 하는 마음을 가지면 남의 이익을 빼앗게 되고
[奪利], 사치하는 마음을 가지면 스스로를 높이게 되
고[自尊], 게으른 마음을 가지면 스스로를 비하하게
되고[自卑], 탐욕스러운 마음을 가지면 남의 물건을
훔치게 된다[竊物].

5-3.
신체 기관들이 경계할 점

(1)

귀·눈·코·입은 하늘을 인식하는 곳이고, 폐·비·간·
신은 사람을 세우는 곳이고, 턱·가슴·배꼽·배는 앎
을 수행하는 곳이고, 머리·어깨·허리·엉덩이는 행위
를 실천하는 곳이다.

귀·눈·코·입은 하늘에 해당하니 하늘은 지혜롭고,
폐·비·간·신은 사람에 해당하니 사람은 뛰어나다.
턱·가슴·배꼽·배는 자기 마음만 위하므로 어리석음
을 벗어날 수 없으니 어리석음을 벗어나는 길은 나에
게 달려 있는 것이다. 머리·어깨·허리·엉덩이는 자
기 몸만 위하므로 모자람을 벗어날 수 없으니 모자람
을 벗어나는 길은 나에게 달려 있는 것이다.

귀·눈·코·입은 선을 매우 좋아하고, 폐·비·간·신은

악을 매우 싫어하며, 턱·가슴·배꼽·배는 그릇된 마음이 생기기 쉽고, 머리·어깨·허리·엉덩이는 게으른 마음이 생기기 쉽다.

귀·눈·코·입의 신체 감성기관은 선을 좋아한다. 길을 가는 사람 중에 그 누구라도 의로운 일을 따른다는 점에 있어서는 크게 같으므로 선을 좋아한다고 말하는 것이다. 선을 좋아하는 행위는 지극히 공평한 것이므로 지극히 공평하다면 사사로운 욕심이 조금도 끼어들 여지가 없다.

폐·비·간·신의 신체 감성기관은 악을 싫어한다. 한 집에 살고 있는 사람일지라도 각기 자기의 이로움을 온전히 지키려 하므로 악을 싫어한다고 말하는 것이다. 악을 싫어하는 행위는 사사로운 마음이 없는 것이므로 사사로운 마음이 끼어들지 않으면 지극히 공평해진다.

턱·가슴·배꼽·배의 속에는 본래 쉬지 않고 자신의 앎을 닦아 나아가려는 성질이 있다. 하지만 남을 업신여기고, 스스로를 높이고, 자기를 내세우고, 떠벌리는 등 사사로운 마음이 갑자기 덮치면 스스로 앎을 추구하는 마음을 중단하여 널리 통할 수가 없다.

머리·어깨·허리·엉덩이 밑에 본래 쉬지 않고 자신의 실행 능력을 더 키우려는 성질이 있다. 하지만 빼앗

고 사치하고 게으르고 훔치려는 욕심에 갑자기 빠져
들면 스스로 실행하는 능력을 포기하게 되어 바르게
행동할 수가 없다.

주책, 경륜, 행검, 도량은 하늘의 기운을 받아서 모든
사람에게 두루 통하는 것[博通]이고, 식견, 위의, 재간,
방략은 사람의 일로 각자 홀로 행하는 것[獨行]이다.

모든 사람에게 통하는 것은 성性으로, 성은 하늘이 만
물에게 부여한 공통된 것이고, 각자 홀로 행하는 것
은 명命으로, 명은 각 개인에게 주어진 운명이다.

다른 사람의 선을 좋아하고 나 또한 선을 행할 줄 아
는 것이 지극한 본성至性의 덕이다.다른 사람의 악을
미워하고 나 또한 악을 행하지 않는 것이 바른 생활
[正命]의 도이다.

앎과 행함이 쌓이면 도道와 덕德이 되고, 도와 덕이 이
루어지면 인仁과 성聖이 된다.

도덕은 다른 것이 아니라 알고 행하는 것이며 성명性
命이란 다른 것이 아니라 알고 행하는 것이다.

(2)
어떤 사람이 물었다.

"앎을 성性이라 말하는 것은 이해가 되는군. 그러나

행함을 명命이라 말하는 것은 무슨 뜻인가?"

내가 말했다.

"명이란 운명과 재수를 말하는 것으로 선한 행동을 하면 운명과 재수가 좋아지고 악한 행동을 하면 나빠질 것이니 그것은 점을 치지 않아도 알 수가 있지. 『시경』에 '길이 그 천명天命에 따라 행동하라. 많은 복은 스스로 불러오는 법!'이라고 했으니 바로 이런 말일 것이네."

어떤 사람이 또 물었다.

"그대는 귀로 천시를 듣고, 눈으로 세회를 보고, 코로 인륜의 냄새를 맡고, 입으로 지방의 맛을 본다고 말했네. 귀로 천시를 듣고, 눈으로 세회를 본다는 건 이해가 되네. 하지만 코로 인륜의 냄새를 맡고 입으로 지방의 맛을 본다는 것은 무슨 말인가?"

나는 대답했다.

"인륜에 의거해서 겉으로 드러난 바를 묵묵히 살펴 그 사람의 재능과 행실이 뛰어난지 모자란지를 탐색하는 일이 냄새 맡는 것이 아니겠는가? 지방에 의거해서 각 지역 사람들의 유리한 생활 조건을 고루 경험하는 일이 맛을 보는 것이 아니겠는가."

5-4.
요·순임금과 같은 앎과 행을 길러라

요·순임금이 인仁을 행한 지 오천 년이나 지났지만 아직도 선善을 말할 때에는 요순을 일컫게 된다. 이는 사람들이 여전히 선을 좋아하기 때문이다.

걸桀·주紂임금이 폭정을 행한 지 사천 년이 지났지만 아직도 악惡을 말할 때에는 걸과 주를 일컫게 된다. 이것은 사람들이 여전히 악을 싫어하기 때문이다.

공자가 삼천 명의 제자를 가르쳤는데 오직 안회만이 석 달 동안 인仁에 어긋나지 않았고, 그 나머지 이천 구백구십구 명은 겨우 하루나 한 달 정도만 인仁을 지킬 수 있었다. 더구나 마음속으로 기뻐하고 성심으로 따른 이는 단지 칠십이 명에 불과하니 사람의 마음이 사특해지기 쉬운 까닭이다.

문왕이 백 년을 덕으로 다스렸으나, 그의 덕이 세상

에 충분히 미치지 못한 채 무왕과 주공이 뒤를 이은 뒤에야 덕이 세상에 행하여졌다. 그러나 관숙과 채숙은 무왕과 주공의 형제였음에도 불구하고 그 덕을 행하지 않고 난을 일으켰으니 사람의 마음이 태만해지기 쉬운 까닭이다.

귀·눈·코·입은 모든 사람이 요·순임금처럼 될 수 있지만, 턱·가슴·배꼽·배는 모든 사람이 저절로 요·순처럼 될 수는 없다. 폐·비·간·신은 모든 사람이 요·순처럼 될 수 있지만, 머리·어깨·허리·엉덩이는 모든 사람이 지절로 요·순처럼 될 수는 없다.

귀·눈·코·입이 선을 좋아하는 마음은 보통사람이나 요·순이나 다르지가 않다.

또한 보통사람의 폐·비·간·신이 악을 싫어하는 마음은 요·순의 폐·비·간·신에 비교하더라도 조금도 다르지가 않다. 그러므로 사람들은 모두 요·순과 같이 될 수 있는 것이다.

턱·가슴·배꼽·배에는 세상을 속이는 마음이 숨어 있으니 마음을 보존하고 그 천성을 기른 뒤에야 사람들이 모두 요·순과 같은 앎을 가질 수 있는 것이다.

머리·어깨·허리·엉덩이의 신체 하부에는 사람들을 속이는 마음이 몰래 감추어져 있으니, 자기의 몸을 수양하고 자기의 명命을 깨달은 후에야 요·순과 같은 행동을 할 수 있을 것이다. 이것이 바로 사람들이 저절로 요·순임금이 될 수 없는 이유이다.

5-5.
지혜와 생업이 있으면 살고 없으면 죽는다

하늘이 사람을 낼 때 본성[性]으로 혜각慧覺: 지각을 주
니, 사람들이 살아가는 데 혜각이 있으면 살고 혜각
이 없으면 죽는다. 덕은 혜각으로 인해 생겨난다.

하늘이 사람을 낼 때 명命으로 자업資業: 생업을 주니,
사람들이 살아가는 데 자업이 있으면 살고 자업이 없
으면 죽는다. 도는 자업으로 인해 생겨난다.

인의예지仁義禮智와 충효우제孝友忠悌 등의 모든 선은
혜각에서 나오고, 사농공상士農工商 등의 직업과 전택
방국田宅邦國 등의 생활의 터전은 자업에서 나온다.

혜각은 다른 사람을 이기고자 하므로 가르침이 일어
나고, 자업은 자기를 낮추려 하므로 공을 세우는 것
이다.

혜각이 사사롭고 작은 자는 아무리 뛰어나다 할지라

도 간교하기가 조조와 같아서 남에게 가르침을 줄 수
가 없다. 자업을 지나치게 벌여 놓는 자는 아무리 남
보다 앞선다 할지라도 사납기가 진시황과 같아서 공
을 세울 수가 없다.

5-6.
매가 솔개보다 기세가 사나운 이유

타고난 마음을 보존한다는 것은 마음의 잘못을 꾸짖고 반성하는 것이다. 마음의 밝고 어둠이 저절로 그렇게 된 것 같지만 마음의 잘못을 꾸짖고 반성하면 맑아지고 그렇지 않으면 탁해진다. 말이 소보다 빨리 깨닫는 이유는 말이 소보다 마음을 빠르게 책망하기 때문이다. 매가 솔개보다 기세가 사나운 이유는 매가 솔개보다 자신의 기운을 사납게 책망하기 때문이다. 소와 말과 솔개와 매에게 드러나는 마음의 맑고 탁함과 기상의 강하고 약함이 이치로 미루어 보더라도 그러한데 하물며 사람은 어떻겠는가? 혹은 2배에서 5배, 혹은 천 배에서 만 배로 다른 것이 태어나면서부터 바로 얻은 것이겠는가? 아무것도 생각하지 않고, 노력도 없이 저절로 그렇게 된 것이겠는가?

6부
사단론(四端論):
네 가지 다른 사람

6-1.
네 가지 다른 사람

사람은 장기의 크기를 서로 다르게 타고나니, 크게
네 가지로 구분한다.

폐가 크고 간이 작은 태양인, 간이 크고 폐가 작은 태
음인, 비가 크고 신이 작은 소양인, 신이 크고 비가 작
은 소음인.

사람은 욕심을 부릴 때도 그 모습이 서로 다르니, 크
게 네 가지로 구분한다.

예를 버리고 방종하는 비루한 사람[鄙人], 의를 버리
고 안일에 빠진 게으른 사람[懦人], 지를 버리고 사사
로움에 가득 찬 천박한 사람[薄人], 인을 버리고 욕심
이 극에 달한 탐욕스런 사람[貪人].

* 이하 6부의 출처는 대부분 『동의수세보원』의 '사단론'편이고, 다른 곳에는 따
로 출처를 명기해 놓았다.

6-2.
심장과 폐·비·간·신 :
호연지기와 호연지리가 나오는 곳

오장 가운데 심장은 중앙의 태극太極이다.

오장 가운데 폐·비·간·신은 사유四維의 사상四象이다.

중앙의 태극은 성인의 태극이 보통사람의 태극보다
훨씬 뛰어남을 말하고, 사유의 사상은 성인의 사상이
보통사람의 사상과 두루 통함을 말하는 것이다.

태극은 만물의 근원이자 중심이고, 사유는 천지의 네
모서리인 동남·동북·서남·서북 혹은 동·서·남·북
이며, 사상은 『주역』에 보이는 음양의 네 가지 상象으
로 금金·목木·수水·화火 또는 노양老陽·소양小陽·노음
老陰·소음小陰이다.

넓고 큰 기운[浩然之氣]은 폐·비·간·신에서 나오고, 넓
고 큰 이치[浩然之理]는 심장에서 나온다.

인·의·예·지에 해당하는 장기의 기운을 넓히고 채우

면, 넓고 큰 기운이 여기서 나온다.

심장에 있는 비루하고 천박하고 탐욕스럽고 게으른 욕심을 환히 드러내어 바로 잡으면, 넓고 큰 이치가 여기서 나온다.

6-3.
성인 vs 보통사람

태음·소음·태양·소양은 장기의 길이를 서로 다르게
타고나니, 네 가지로 구분한다.

네 가지 같지 않은 가운데 한 가지 크게 같은 것이 있
으니, 천리天理의 변화이다. 이것이 성인과 보통사람
의 한 가지 같은 점이다.

그러나 비루한 마음, 천박한 마음, 탐욕스런 마음, 게
으른 마음의 본바탕은 맑기도 하고 흐리기도 하다.
그런데 맑기도 하고 흐리기도 한 마음은 네 가지로
같지가 않으니 그 마음 중에서도 만 가지로 같지 않
은 이유는 넓기도 하고 좁기도 한 욕심 때문이다. 이
것이 성인과 보통사람의 다른 점이다.

태음·소음·태양·소양의 짧고 긴 변화는 천리 변화
에서 네 가지로 치우친 것이다. 이 때문에 성인은 하

늘이 되기를 바란다.

비루하고 천박하고 탐욕스럽고 게으른 사람의 마음이 맑고 흐림으로 인해 사람의 욕심이 넓거나 좁은 등 만 갈래로 갈라진다. 만 갈래로 갈라졌지만 한 가지 같은 것은 천리의 변화이다. 이 때문에 보통사람이 성인이 되기를 바라는 것이다.

성인의 장기도 사단四端이고, 보통사람의 장기도 사단이다. 성인은 사단의 장기 하나로 보통사람의 만 가지 사단이 일어나는 데 머무르니, 성인이란 보통사람이 즐거워하는 바이다.

성인의 마음에는 욕심이 없고 보통사람의 마음에는 욕심이 있다. 성인은 욕심 없는 마음으로 보통사람의 만 가지 욕심이 일어나는 가운데 머무르니, 보통사람이란 성인에게 근심이 되는 바이다.

그런즉 세상 모든 사람의 장부의 이치는 성인의 장부의 이치와 같으므로 보통사람의 재능도 성인의 재능과 같다.

폐·비·간·신이 성인의 재능을 가지고 있으면서도 스스로 재능이 없다고 말을 한다면 어찌 재능의 죄이겠는가? 그것은 마음의 죄인 것이다.

6-4.
성인은 널리 배우는 자

(1)

성인의 마음에 욕심이 없다고 말하는 것은 노자나 석가모니처럼 청정하거나 번뇌를 끊어 욕심이 없어진 상태를 뜻하는 것이 아니다. 성인의 마음에 욕심이 없다는 것은 사사로운 욕심이 일어나지 않는, 공평한 마음의 상태를 말한다. 성인의 마음은 세상이 다스려지지 않는 것을 깊이 근심하는 까닭에 욕심이 없을 뿐만 아니라 또한 자기 한 몸의 욕심을 차릴 틈 조차 없다. 천하가 다스려지지 않는 것을 깊이 근심하고, 자기 한 몸의 욕심을 차릴 여가조차 없는 사람은 반드시 배우기를 싫어하지 않고 가르치기를 게을리 하지 않는다. 배우기를 싫어하지 않고 가르치기를 게을리 하지 않는 것이 곧 성인의 욕심 없는 상태이다. 털

끝만큼이라도 자기 한 몸에 대한 욕심이 있으면 요임금의 마음이 아니고, 잠시라도 천하를 근심하지 않으면 공자와 맹자의 마음이 아니다.

(2)

위대한 순임금도 밭을 갈고, 곡식을 심고, 그릇을 굽고, 고기 잡는 일을 하면서 여러 사람에게 배워 선을 행할 수 있었다. 공자님도 "세 명이 함께 길을 걸으면, 그 중에 꼭 나의 스승이 있다"고 하였다. 이것으로 보면 성인도 천하의 여러 사람의 재능을 널리 배우고 자세히 물어서 갖추었기 때문에 큰 사람이 된 것이다.

태양·태음·소양·소음의 식견과 재주와 도량에는 각기 잘하는 바가 따로 있어서, 글짓기·글씨쓰기·활쏘기·말타기·노래부르기·춤추기, 절하고 양보하는 일에서부터 장기·바둑, 그리고 작은 기능과 세세한 동작에 이르기까지 면면히 같지 않으니 천지만물의 조화 속에는 아주 많은 것이 있다. _『동의수세보원』, 사상인변증론

6-5.
장기가 크고 작은 이유

태양인은 애성哀性: 슬퍼하는 본성이 멀리 흩어지고, 노정
怒情: 성내는 감정이 성급히 일어난다. 애성이 멀리 흩어
지면 기운이 폐에 몰려서 폐가 더욱 커지고, 노정이
성급히 일어나면 기운이 간에 부딪혀서 간이 더욱 깎
인다. 그래서 태양인은 폐가 크고 간이 작은 것이다.

소양인은 노성怒性: 성내는 본성이 크고 넓으며, 애정哀情:
슬퍼하는 감정이 성급히 일어난다. 노성이 크게 감싸 안
으면 기운이 비장에 몰려서 비가 더욱 커지고, 애정
이 성급히 일어나면 기운이 신장에 부딪혀서 신장이
더욱 깎인다. 그래서 소양인은 비장이 크고 신장이
작은 것이다.

태음인은 희성喜性: 기뻐하는 본성이 넓게 펼쳐지고, 낙정
樂情: 즐거워하는 감정이 성급하게 일어난다. 희성이 넓게

펼쳐지면 기운이 간에 몰려서 간이 더욱 커지고, 낙정이 성급하게 일어나면 기운이 폐에 부딪혀서 폐가 더욱 깎인다. 그래서 태음인은 간이 크고 폐가 작은 것이다.

소음인은 낙성樂性: 즐거워하는 본성이 깊고 굳건하며, 희정喜情: 기뻐하는 감정이 성급하게 일어난다. 낙성이 깊고 굳건하면 기운이 신장에 몰려서 신장이 더욱 커지고, 희정이 성급하게 일어나면 기운이 비장에 부딪혀서 비장이 더욱 깎인다. 그래서 소음인은 신장이 크고 비장이 작은 것이다.

6-6.
폐·비·간·신과 감정의 성질

폐의 기운은 곧으면서 펴진 것이고, 비장 기운은 단단하면서 감싸는 것이며, 간의 기운은 너그러우면서 완만한 것이고, 신장 기운은 온화하면서 쌓이는 것이다. 폐로 내쉬고 간으로 들이쉬니, 간과 폐는 기와 액체를 호흡하는 문이다. 비장으로 받아들이고 신장으로 내보내니, 신장과 비장은 물과 곡식을 출납하는 창고다. 슬퍼하는 기운은 곧게 올라가고, 성내는 기운은 옆으로 올라가고, 기뻐하는 기운은 퍼지면서 내려가고, 즐거워하는 기운은 꺼지면서 내려간다.

슬퍼하고 성내는 기운은 상승하고 기뻐하고 즐거워하는 기운은 하강하니, 상승하는 기운이 너무 많으면 하초가 상하고, 하강하는 기운이 너무 많으면 상초가 상한다. 상초, 중초, 하초는 '기운의 순환 기능'을 의미한다.

6-7.
장기가 상하는 이유

(1)

슬퍼하고 성내는 기운이 순조롭게 움직이면 발산하고 상승하며, 기뻐하고 즐거워하는 기운이 순조롭게 움직이면 완만하게 안정되어 하강한다.

슬퍼하고 성내는 기운은 양이라 순조롭게 움직이면 순하게 상승하고, 기뻐하고 즐거워하는 기운은 음이라 순조롭게 움직이면 순하게 하강한다.

슬퍼하고 성내는 기운이 어지럽게 움직이면 폭발하여 위로 모여들고, 기뻐하고 즐거워하는 기운이 어지럽게 움직이면 제멋대로 발산하여 아래로 모여든다.

상승하는 기운이 어지럽게 움직여서 위로 모여들면 간과 신장이 상하게 되고, 하강하는 기운이 어지럽게 움직여서 아래로 모여들면 비장과 폐가 상하게 된다.

(2)

자주 성내다가 자주 성냄이 수그러들면, 허리와 옆구리가 조였다 풀렸다를 빈번하게 반복하게 된다. 허리와 옆구리는 간이 붙어 있는 곳인데, 허리와 옆구리를 조이고 푸는 기능이 불안정하면 간이 상하지 않겠는가!

잠깐 사이에 기뻐하다가 잠깐 사이에 기쁨을 거두면, 가슴과 겨드랑이가 아주 잠깐 넓어졌다 아주 잠깐 좁아졌다 한다. 가슴과 겨드랑이는 비장이 있는 곳인데, 가슴과 겨드랑이를 넓히고 좁히는 기능이 불안정하면 비장이 상하지 않겠는가!

갑자기 슬퍼하다가 갑자기 슬픔을 그치면, 등허리가 갑자기 구부러졌다 갑자기 펴졌다 한다. 등허리는 신장이 있는 곳인데, 등허리의 구부리고 펴는 기능이 불안정하면 신장이 상하지 않겠는가!

여러 차례 즐겁다가 여러 차례 즐거움을 잃으면, 목덜미가 몹시 올라갔다 몹시 눌렸다 한다. 등과 목덜미는 폐가 붙어 있는 곳인데, 등과 목덜미의 오르고 누르는 기능이 불안정하면 폐가 상하지 않겠는가!

(3)

태양인은 불끈 성내고 심하게 슬퍼하는 것을 경계해
야 하며, 소양인은 불끈 슬퍼하고 심하게 성내는 것
을 경계해야 하며, 태음인은 아무 때나 즐거워하고
심하게 기뻐하는 일을 경계해야 하며, 소음인은 아무
때나 기뻐하고 심하게 즐거워하는 일을 경계해야 한
다.

6-8.
사상인 감정의 원리

슬픔과 성냄은 서로 이루어 주는 관계이고, 기쁨과 즐거움은 서로 돕는 관계이다. 그러므로 애성哀性이 극에 이르면 노정怒情이 움직이고, 노성怒性이 극에 이르면 애정哀情이 움직이고, 낙성樂性이 극에 이르면 희정喜情이 움직이고, 희성喜性이 극에 이르면 낙정樂情이 움직인다.

태양인은 슬픔이 극에 이르러 이를 물리치지 못하면 분노가 밖에서 충돌하고, 소양인은 성냄이 극에 이르러 이를 이기지 못하면 슬픔이 안에서 일어나며, 소음인은 즐거움이 극에 이르러 이를 다스리지 못하면 기뻐하고 좋아함이 불안정해지고, 태음인은 기쁨이 극에 이르러 이를 누르지 못하면 사치하고 즐거워함에 싫증내지 않는다.

이렇게 감정이 움직이는 것은 칼로 폐·비·간·신을 베는 것과 다름이 없어서 한번 크게 동하면 10년을 가도 회복하기 어렵다. 이는 생사와 수명에 관계되므로 몰라서는 안 된다.

태양·태음·소양·소음의 장부가 짧고 긴 것은 음양의 변화에서 온 것이다. 이것은 하늘로부터 받은 것으로 이미 정해진 것이므로 더 이상 따질 것이 없다. 그러나 하늘로부터 받아서 이미 정해진 것 외에 짧고 긴 것이 있다. 이것은 하늘로부터 받은 것을 온전히 지키지 못하게 한다. 그러므로 사람이 수양하느냐 수양하지 않느냐에 따라서 수명이 좌우되니 삼가지 않을 수 없다.

6-9.
사상인 감정의 파장

태양인의 성냄은 한 사람의 성냄으로 천만 사람을 성
내게 하니, 그 성냄이 천만 사람을 유익하게 할 수 없
다면 반드시 천만 사람을 감당하기 어려울 것이다.
소음인의 기쁨은 한 사람의 기쁨으로 천만 사람을 기
쁘게 하니, 그 기쁨이 천만 사람을 유익하게 할 수 없
다면 반드시 천만 사람을 감당하기 어려울 것이다.
소양인의 슬픔은 한 사람의 슬픔으로 천만 사람을 슬
프게 하니, 그 슬픔이 천만 사람을 유익하게 할 수 없
다면 반드시 천만 사람을 감당하기 어려울 것이다.
태음인의 즐거움은 한 사람의 즐거움으로 천만 사람
을 즐겁게 하니, 그 즐거움이 천만 사람을 유익하게
할 수 없다면 반드시 천만 사람을 감당하기 어려울
것이다.

태양인·소양인은 항상 슬픔과 성냄이 과도한 것을 경계하고, 억지스런 기쁨과 즐거움을 헛되게 일으켜 진실한 감정에 미치지 못하는 것을 경계해야 한다. 만약 억지스런 기쁨과 즐거움이 자주 일어난다면, 기쁨과 즐거움이 진실한 감정에서 나오지 못하여 오히려 슬픔과 성냄에 더욱 치우치게 된다.

태음인·소음인은 항상 기쁨과 즐거움이 과도한 것을 경계하고, 억지스런 슬픔과 성냄을 헛되게 일으켜 진정에 미치지 못하는 것을 경계해야 한다. 만약 억지스런 슬픔과 성냄이 자주 일어난다면, 슬픔과 성냄이 진정에서 나오지 못하여 기쁨과 즐거움에 더욱 치우치게 된다.

6-10.
요·순·우임금의 감정조절법

신하 고요皐陶가 말했다.

"천자가 할 일은 인재를 알아보며 백성을 편안하게 하는 데 있습니다."

우禹임금이 말했다.

"참으로 그렇네! 모두 그렇게 해야 하네. 그 일은 요임금·순임금도 어렵게 여겼지. 인재를 알아보는 것은 사리에 밝은 것이니, 사리에 밝으면 사람들에게 벼슬을 줄 수가 있지. 백성을 편안하게 하는 것은 은혜를 베푸는 것이니, 은혜를 베풀면 백성은 마음 깊이 임금을 생각한다네. 사리에 밝고 은혜를 베풀 수 있다면 어찌 악인 환두驩兜: 공공(共工), 삼묘(三苗), 곤(鯀)과 함께 사흉으로 꼽히는 악인를 걱정할 것이며, 어찌 오랑캐 유묘족을 멀리 옮길 것이며, 어찌 교언영색하는 간신

공임을 두려워하겠는가?"

고요가 위대한 우임금의 가르침을 여러 번 되새기고 흠모하면서 말하였다.

"요임금께서는 기뻐하고 성내고 슬퍼하고 즐거워하실 때 항상 절도에 맞으셨는데, 그것은 인재를 알아보는 일을 어렵게 여기셨기 때문입니다. 우임금께서는 상황에 맞게 기뻐하고 성내고 슬퍼하고 즐거워하셨는데, 그것은 인재를 알아보는 일을 가볍게 여기지 않으셨기 때문입니다. 천하에 기뻐하고 성내고 슬퍼하고 즐거워하는 마음이 성급하게 일어나거나 아무 때나 일어나는 것은 행동거지가 성실하지 못하고, 인재를 알아보는 일이 명확하지 않은 데서 나오는 것입니다. 인재를 알아보는 일은 요임금도 어려워하셨고 우임금도 안타까워하셨으니, 그 누가 만족하게 여겨 기뻐할 수 있겠습니까? 그러므로 더욱 자신의 성실함을 돌이켜보고 사람을 가볍게 취하거나 경솔하게 버려서는 안 됩니다."

6-11.
치우치고 성급한 것은 모두 나쁜 것

(1)

선을 좋아하는 마음을 가졌더라도 치우치고 성급하
게 선을 좋아하면, 선을 좋아하는 마음이 밝을 수가
없다.

악을 미워하는 마음을 가졌더라도 치우치고 성급하
게 악을 미워하면, 악을 미워하는 마음이 공평할 수
가 없다.

천하의 일은 마땅히 좋은 사람과 함께 해야 하니 좋
은 사람과 함께 하지 않으면 기쁨과 즐거움이 반드시
괴로움이 되고, 천하의 일은 마땅히 좋지 못한 사람
과 함께 하지 말아야 하니 좋지 못한 사람과 함께 하
면 슬퍼하고 성내는 일이 더욱 괴로움이 된다.

(2)

희로애락의 감정이 아직 발동하지 않는 상태를 일컬어서 중中이라 하고, 발동하여 절도에 맞는 상태를 일컬어서 화和라고 한다. 희로애락의 감정이 발동하기 전에 늘 경계해야 하니, 이것이 점차 중中에 가까워지는 것이 아니겠는가?

희로애락의 감정이 이미 발동하더라도 스스로 돌이켜볼 수 있어야 하니, 이것이 점차 화和에 가까워지는 것이 아니겠는가?

7부
확충론(擴充論) :
부족한 기운을 채우라

7-1.
본성 vs 감정

태양인의 경우 슬픔을 본성으로 타고나며, 외부 사물과 접속하면 '슬픈 본성'[哀性]이 '분노의 감정'[怒情]으로 표출된다. 슬픈 본성은 멀리까지 흩어지고 분노의 감정은 빠르고 갑작스럽다. 슬픈 본성이 멀리까지 흩어지는 것은 태양인의 귀가 천시天時를 잘 살펴서 사람들이 서로 속이는 것을 슬퍼하기 때문이다. 슬픈 본성은 다름이 아니라 듣는 것이다. 분노의 감정이 빠르고 갑작스러운 것은 태양인의 비장이 교우를 맺을 때 사람들이 자신을 업신여기는 것을 성내기 때문이다. 분노의 감정은 다름이 아니라 성내는 것이다.

소양인의 경우 분노를 본성으로 타고나며, 외부 사물과 접속하면 '분노의 본성'[怒性]이 '슬픈 감정'[哀情]으로 표출된다. 분노의 본성은 크고 넓으며 슬픈 감정은 빠르고 갑작스럽다. 분노의 본성이 크고 넓은 것은 소양인의 눈이 세회世會를 잘 살펴서 사람들이 서로 업신여기는 것을 성내기 때문이다. 분노의 본성은 다름이 아니라 보는 것이다. 슬픈 감정이 빠르고 갑작스러운 것은 소양인의 폐가 사무事務를 행할 때 사람들이 자기를 속이는 것을 슬퍼하기 때문이다. 슬픈 감정은 다름이 아니라 슬퍼하는 것이다.

태음인의 경우 기쁨을 본성으로 타고나며, 외부 사물과 접속하면 '기쁜 본성'[喜性]이 '즐거운 감정'[樂情]으로 표출된다. 기쁜 본성은 넓게 펼쳐지고 즐거운 감정은 빠르고 갑작스럽다. 기쁜 본성이 넓게 펼쳐지는 것은 태음인의 코가 인륜을 잘 살펴서 사람들이 서로 도와주는 것을 기뻐하기 때문이다. 기쁜 본성은 다름이 아니라 냄새 맡는 것이다. 즐거운 감정이 빠르고 갑작스러운 것은 태음인의 신장이 거처를 할 때 사람들이 자기를 보호하는 것을 즐거워하기 때문이다. 즐거운 감정은 다름이 아니라 즐거워하는 것이다.

소음인의 경우 즐거움을 본성으로 타고나며, 외부 사물과 접속하면 '즐거운 본성'樂性이 '기쁜 감정'으로 표출된다. 즐거운 본성은 깊고 굳건하며 기쁜 감정[喜情]은 빠르고 갑작스럽다. 즐거운 본성이 깊고 굳건한 것은 소음인의 입이 지방을 잘 살펴서 사람들이 서로 보호하는 것을 즐거워하기 때문이다. 즐거운 본성은 다름이 아니라 맛보는 것이다. 기쁜 감정이 빠르고 갑작스러운 것은 소음인의 간이 당여黨與를 행할 때 사람들이 자기를 돕는 것을 기뻐하기 때문이다. 기쁜 감정은 다름이 아니라 기뻐하는 것이다.

* 이하 7부의 출처는 모두 『동의수세보원』의 '확충론'편이다.

7-2.
사상인의 서로 다른 기능

태양인의 귀는 천시에 널리 통하나, 태양인의 코는 인류에 널리 통하지 못한다. 태음인의 코는 인류에 널리 통하나, 태음인의 귀는 천시에 널리 통하지 못한다. 소양인의 눈은 세회에 널리 통하나, 소양인의 입은 지방에 널리 통하지 못한다. 소음인의 입은 지방에 널리 통하나, 소음인의 눈은 세회에 널리 통하지 못한다.*

태양인의 비장은 교우를 앞장서서 이끌 수 있지만, 태양인의 간은 당여를 바르게 세우지 못한다. 소음인의 간은 당여를 바르게 세울 수 있지만, 소음인의 비

* 천시, 인류, 세회, 지방 등은 선천적 인간 조건이고, 교우, 당여, 사무, 거처는 후천적 인간 활동이다. 이에 대한 자세한 설명은 이 책 5-1장을 참조.

장은 교우를 앞장서서 이끌지 못한다. 소양인의 폐는 사무를 재빠르게 통달하지만, 소양인의 신장은 거처를 안정시키지 못한다. 태음인의 신장은 거처를 안정시킬 수 있지만, 태음인의 폐는 사무를 재빠르게 통달하지 못한다.

7-3.
감각이 몸을 만든다

태양인의 청각은 천시에 두루 통하기 때문에 태양인
의 신神이 두뇌에 충만하여 폐에 돌아오는 것이 많다.
양인의 후각은 인륜에 두루 통하지 못하기 때문에 태
양인의 피가 허리와 등에 충만하지 못하여 간으로 돌
아오는 것이 적다.

태음인의 후각은 인륜에 두루 통하기 때문에 태음인
의 피가 허리와 등에 충만하여 간으로 돌아오는 것이
많다. 태음인의 청각은 천시에 두루 통하지 못하기
때문에 태음인의 신神이 두뇌에 충만하지 못하여 폐
에 돌아오는 것이 적다.

소양인의 시각은 세회에 두루 통하기 때문에 소양인
의 기운이 등에 충만하여 비장으로 돌아오는 것이 많
다. 소양인의 미각은 지방에 두루 통하지 못하기 때

문에 소양인의 정精이 방광에 충만하지 못하여 신장
에 돌아오는 것이 적다.

소음인의 미각은 지방에 두루 통하기 때문에 소음인
의 정精이 방광에 충만하여 신장으로 돌아오는 것이
많다. 소음인의 시각은 세회에 두루 통하지 못하기
때문에 소음인의 기氣가 등에 충만하지 못하여 비장
으로 돌아오는 것이 적다.

7-4.
감정이 관계를 만든다

태양인의 '성냄'은 교우를 앞장서서 이끌 수 있기 때문에 교우하는 사람들이 업신여기지 않는다. 태양인의 기쁨으로는 당여를 바르게 세우지 못하기 때문에 당여가 업신여기는 것이다. 그러므로 태양인의 지나친 성냄은 교우가 아니라 반드시 당여 때문에 일어난다.

소음인의 '기쁨'은 당여를 바르게 세울 수 있기 때문에 당여를 행할 때에 사람들이 돕는다. 소음인의 성냄으로는 교우를 앞장서서 이끌지 못하기 때문에 교우가 돕지 않는 것이다. 그러므로 소음인의 지나친 기쁨은 당여가 아니라 반드시 교우 때문에 일어난다.

소양인의 '슬픔'은 사무를 재빠르게 통달할 수 있기 때문에 사무를 속이지 않는다. 소양인의 즐거움으로 거처에 안정하지 못하기 때문에 거처가 속이는 것이다. 그러므로 소양인의 지나친 슬픔은 사무가 아니라 반드시 거처 때문에 일어난다.

태음인의 '즐거움'은 거처를 항상 안정시킬 수 있기 때문에 거처를 편안히 보전한다. 태음인의 슬픔으로는 사무에 재빠르게 통달하지 못하기 때문에 사무를 보전하지 못하는 것이다. 그러므로 태음인의 지나친 즐거움은 거처가 아니라 반드시 사무 때문에 일어난다.

7-5.
감정이 장기를 상하게 한다

태양인의 교우는 성냄으로 다스릴 수 있으나 당여는
성냄으로 다스릴 수가 없다. 만약 당여에 대해 성을
내면 당여에게는 보탬이 없고 간만 상하게 된다.
소음인의 당여는 기쁨으로 다스릴 수 있으나 교우는
기쁨으로 다스릴 수가 없다. 만약 교우에 대해 기뻐
하면 교우에는 보탬이 없고 비장만 상하게 된다.
소양인의 사무는 슬픔으로 다스릴 수 있으나 거처는
슬픔으로 다스릴 수가 없다. 만약 거처에 대해 슬퍼
하면 거처에 보탬이 없고 신장만 상하게 된다.
태음인의 거처는 즐거움으로 다스릴 수 있으나 사무
는 즐거움으로 다스릴 수가 없다. 만약 사무에 대해
즐거워하면 사무에 보탬은 없고 폐만 상하게 된다.

7-6.
사상인의 성기性氣와 정기情氣

태양인의 본성의 기운[性氣]은 항상 관직에 나아가려
하고 물러나려 하지 않으며, 소양인의 본성의 기운은
항상 일을 꾀하려 하고 수습하려 하지 않으며, 태음
인의 본성의 기운은 항상 고요하려 하고 움직이려 하
지 않으며, 소음인의 본성의 기운은 항상 집에 있으
려 하고 나가려고 하지 않는다.

태양인이 나아가는 것은 자기가 할 수 있는 것을 헤
아려서 나아가는 것이니, 자기의 자질을 돌이켜보아
잘할 수 없으면 나아가지 않는다.

소양인이 일을 꾀하는 것은 자기가 할 수 있는 것을
헤아려서 움직이는 것이니, 자기의 힘을 돌이켜보아
굳세지 않으면 꾀하려 하지 않는다.

태음인이 고요한 것은 자기가 할 수 있는 것을 헤아

려서 고요한 것이니, 자기의 지식을 돌이켜보아 두루 알지 못하면 고요하려 하지 않는다.

소음인이 집에 있는 것은 자기가 할 수 있는 것을 혜아려서 집에 있는 것이니, 자기의 계획을 돌이켜보아 크고 넓지 못하면 집에 있으려 하지 않는다.

태양인의 감정의 기운[情氣]은 항상 수컷이 되려 하고 암컷이 되려고 하지 않으며, 소음인의 감정의 기운은 항상 암컷이 되려 하고 수컷이 되려고 하지 않는다.

소양인의 감정의 기운은 항상 밖에서 이기려 하고 안에서 지키려고 하지 않으며, 태음인의 감정의 기운은 항상 안에서 지키려 하고 밖에서 이기려고 하지 않는다.

태양인은 수컷이 되는 것을 좋아하지만 어떤 경우에는 암컷이 되는 것이 마땅하니, 전적으로 수컷 되기만을 좋아한다면 반드시 방종하는 마음이 지나치게 된다.

소음인은 암컷이 되는 것을 좋아하지만 어떤 경우에는 수컷이 되는 것이 마땅하니, 만약 암컷 되기만을 좋아한다면 반드시 안주하는 마음이 지나치게 된다.

소양인은 밖에서 이기는 것을 좋아하지만 어떤 경우에는 안을 지키는 것이 마땅하니, 만약 밖에서 이기는 것만 고집한다면 편협하고 사사로운 마음이 지나치게 된다.

태음인은 안을 지키는 것을 좋아하지만 어떤 경우에는 밖에서 이기는 것이 마땅하니, 만약 안에서 지키는 것만 좋아한다면 반드시 물질을 탐내는 마음이 지나치게 된다.

태양인은 지극히 어리석더라도 그 본성이 여유가 있어서 포용력이 있고, 지극히 모자라더라도 다른 사람의 선악을 알아 볼 수 있다.

소양인은 지극히 어리석더라도 그 본성이 넓어서 격식과 법도에 맞게 행동하고, 지극히 모자라더라도 다른 사람의 지혜롭고 어리석은 것을 알아볼 수 있다.

태음인은 지극히 어리석더라도 그 본성이 뛰어나서 가르치고 인도할 수 있고, 지극히 모자라더라도 다른 사람의 부지런함과 게으름을 알아 볼 수 있다.

소음인은 지극히 어리석더라도 그 본성이 평탄하여 어루만져서 잘 따르게 하고, 지극히 모자라더라도 다른 사람의 능력이 있음과 없음을 알아 볼 수 있다.

7-7.
관계가 감정을 만들고 장기를 상하게 한다

태양인은 교우를 삼가기 때문에 항상 낯선 사람과 사귈 때에 자기를 해칠까 염려하는 성내는 마음이 있다. 이 마음은 규범을 지키려는 데서 나오는 공경의 마음이다. 그러나 지극히 선할지라도 당여를 가볍게 여기기 때문에 매번 당여의 친숙한 사람으로부터 모함을 입는다. 이로 인해 치우친 성냄이 장기를 상하게 한다. 이것은 친구를 고르는 마음이 넓지 못하기 때문이다.

소음인은 당여에 삼가기 때문에 항상 일가친척의 도리에 있어서 당여의 친숙한 사람을 골라 사귀려는 기쁜 마음이 있다. 이 마음은 규범을 지키려는 데서 나오는 공경의 마음이다. 그러나 지극히 선할지라도 교우를 가볍게 여기기 때문에 매번 생소한 사람을 사귈 때마다 업신여김을 당한다. 이로 인해 치우친 기쁨이 장기를 상하게 한다. 이것은 염려하는 마음이 두루 미치지 못하기 때문이다.

소양인은 사무를 귀중히 여기기 때문에 항상 밖에 나가서 사무를 일으키려는 슬픈 마음이 있다. 이 마음은 규범을 지키려는 데서 나오는 공경의 마음이다. 그러나 지극히 선할지라도 거처에 삼가지 않기 때문에 매번 안에서 거처하는 일을 중시하는 사람에게 모함을 입는다. 이로 인해 치우친 슬픔이 장기를 상하게 한다. 이것은 밖을 중시하고 안을 가볍게 여기기 때문이다.

태음인은 거처를 귀중히 여기기 때문에 항상 안에서 거처하려는 즐거운 마음이 있다. 이 마음은 규범을 지키려는 데서 나오는 공경의 마음이다. 그러나 지극히 선할지라도 사무에 삼가지 않기 때문에 밖에 나가 사무를 일으키는 사람으로부터 업신여김을 당한다. 이로 인해 치우친 즐거움이 장기를 상하게 한다. 이것은 안을 중시하고 밖을 가볍게 여기기 때문이다.

7-8.
경계하면 천하의 지혜가 몸에 머문다

태음인의 턱은 제멋대로 하는 마음[驕心]을 경계해야
한다. 태음인의 턱에 제멋대로 하는 마음이 없으면
세상의 가장 뛰어난 주책籌策이 반드시 여기에서 나
올 것이다.

소음인의 가슴은 마땅히 자부심을 갖는 마음[矜心]을
경계해야 한다. 소음인의 가슴에 자부심을 갖는 마음
이 없으면 세상의 가장 뛰어난 경륜經綸이 반드시 여
기에서 나올 것이다.

태양인의 배꼽은 잘난 체하며 제압하는[伐心] 마음을
경계해야 한다. 태양인의 배꼽에 잘난 체하며 제압
하는 마음이 없으면 세상의 가장 뛰어난 절제[行檢]가
반드시 여기에서 나올 것이다.

소양인의 배는 떠벌리는[夸心] 마음을 경계해야 한다.

소양인의 배에 떠벌리는 마음이 없으면 세상의 가장 뛰어난 도량度量이 반드시 여기에서 나올 것이다.

소음인의 머리는 빼앗으려는 마음[奪心]을 경계해야 한다. 소음인의 머리에 빼앗으려는 마음이 없으면 대인의 식견識見이 반드시 여기에서 나올 것이다.

태음인의 어깨는 사치하려는 마음[侈心]을 경계해야 한다. 태음인의 어깨에 사치하려는 마음이 없으면 대인의 위의威儀: 격식과 법도가 반드시 여기에서 나올 것이다.

소양인의 허리는 게으른 마음[懶心]을 경계해야 한다. 소양인의 허리에 게으른 마음이 없으면 대인의 재간材幹이 반드시 여기에서 나올 것이다.

태양인의 엉덩이는 훔치려는 마음[竊心]을 경계해야 한다. 태양인의 엉덩이에 훔치려는 마음이 없으면 대인의 방략方略: 방법과 계략이 반드시 여기에서 나올 것이다.

낭송Q시리즈 북현무
낭송 동의수세보원

8부
장부론(臟腑論):
장부의 위치 및 작용

8-1.
장기와 삼초의 위치

(1)

폐는 목과 등 사이에 있고 식도는 턱과 가슴 위에 있으니, 등과 가슴 위쪽을 상초라고 한다.

비장은 척추에 있고 위장은 가슴에 있으니, 척추와 가슴 사이를 중상초라고 한다.

간은 허리에 있고 소장은 배꼽에 있으니, 허리와 배꼽 사이를 중하초라고 한다.

신장은 허리 아래에 있고 대장은 배꼽 아래에 있으니, 허리 아래와 배꼽 아래를 하초라고 한다.

(2)

심장은 몸을 주관하는 장기로 폐·비·간·신을 짊어진

다. 등 안쪽 한가운데 있으며 똑바로 가슴선 가운데를 향해 있기 때문에 빛나고 밝고 맑다.

심장이 이와 같기 때문에 귀·눈·코·입은 살피지 못하는 바가 없고, 폐·비·간·신은 헤아리지 못하는 바가 없으며, 턱·가슴·배꼽·배는 성실하지 않은 바가 없고, 머리·손·허리·발은 공경하지 않는 바가 없는 것이다.

* 이하 8부의 출처는 모두 『동의수세보원』의 '장부론'편이다.

8-2.
음식물의 작용

(1)

수곡水穀: 물과 곡식은 식도에서 위장으로 들어가서 소장으로 들어가고, 소장에서 대장으로 들어가서 항문으로 나온다. 마신 물과 섭취한 곡식이 위장에 머무르고 쌓였다가 그것이 훈증되어 열기가 되고, 소장에서 소화시켜서 그것이 평온하고 담백해져서 서늘한 기운이 된다. 열기 중에 가볍고 맑은 것은 식도로 올라가서 온기가 되고, 서늘한 기운 중에 무거운 것은 대장으로 내려가서 한기가 된다.

식도는 입과 코로 통하므로 수곡의 기운이 위로 올라가는 것이고, 대장은 항문으로 통하므로 수곡의 기운이 아래로 내려가는 것이다. 위장은 넓고 크게 포용하므로 수곡의 기운이 쌓이는 것이고, 소장은 좁고

굴곡져 있으므로 음식물의 기운이 소화되는 것이다.

(2)

음식물의 온기는 식도에서 침[津]으로 변화하여 혀 밑으로 들어가 침의 바다인 진해津海가 되는데 진해란 침이 있는 곳이다. 진해의 맑은 기운은 귀로 나와서 신神이 되고, 두뇌에 들어가니 이해膩海가 되는데 이해란 신神이 있는 곳이다. 이해의 맑은 즙은 안으로 흡수되어 폐에 보내지고 탁한 찌꺼기는 피부와 털로 보내진다. 그러므로 식도, 혀, 귀, 뇌, 피부, 털은 폐에 속한다.

음식물의 열기는 위장에서 고膏:지방로 변화하여 젖가 슴 사이로 들어가 고해膏海가 되는데 고해란 고가 있는 곳이다. 고해의 맑은 기운은 눈으로 나와서 기氣가 되고, 등척추에 들어가 막해膜海가 되는데 막해란 기氣가 있는 곳이다. 막해의 맑은 즙은 안으로 흡수되어 비장에 보내지고, 탁한 찌꺼기는 근육으로 보내진다. 그러므로 위, 젖가슴, 눈, 등, 척추, 근육은 모두 비장에 속한다.

음식물의 서늘한 기운은 소장에서 유油:기름로 변화하여 배꼽에 들어가 유해油海가 되는데 유해란 유油가

있는 곳이다. 유해의 맑은 기운은 코로 나와서 피가
되고 허리척추에 들어가 혈해血海가 되니 혈해는 피
가 있는 곳이다. 혈해의 맑은 즙은 안으로 흡수되어
간에 보내지고 탁한 찌꺼기는 살로 보내진다. 그러므
로 소장, 배꼽, 코, 허리, 척추, 살은 모두 간에 속한다.
음식물의 찬 기운은 대장에서 액液이 되어 생식기의
털 속으로 들어가서 액해液海가 되니 액해는 액이 있
는 곳이다. 액해의 맑은 기운은 입으로 나와서 정精이
되고 방광에 들어가 정해精海가 되니 정해는 정이 있
는 곳이다. 정해의 맑은 즙은 안으로 흡수되어 신장
에 보내지고 탁한 찌꺼기는 흡수되어 뼈로 보내진다.
그러므로 대장, 생식기, 입, 방광, 뼈는 모두 신장에
속한다.

진해의 탁한 찌꺼기는 식도의 상승하는 힘으로 그 탁
한 찌꺼기를 취하여 식도를 보완해 주고, 고해의 탁
한 찌꺼기는 위장의 머무르고 쌓이는 힘으로 그 탁한
찌꺼기를 취하여 위장을 보해 주고, 유해의 탁한 찌
꺼기는 소장의 소화시키는 힘으로 그 탁한 찌꺼기를
취하여 소장을 보해 주고, 액해의 탁한 찌꺼기는 대
장의 하강하는 힘으로 그 탁한 찌꺼기를 취하여 대장
을 보해준다.

이해의 탁한 찌꺼기는 머리의 '곧게 펴는 힘'으로 단

런하여 피부와 털을 이루고, 막해의 탁한 찌꺼기는
손의 '잡는 힘'으로 단련하여 근육을 이루고, 혈해의
탁한 찌꺼기는 허리의 '너그럽게 풀어주는 힘'으로
단련하여 살을 이루고, 정해의 탁한 찌꺼기는 발의
'굽히지 않는 힘'으로 단련하여 뼈를 이룬다.

8-3.
귀·눈·코·입이 몸에 미치는 영향

귀는 천시에 널리 통하는 청력으로 진해의 맑은 기운을 나오게 한다. 상초를 충만하게 하여 정신[神]이 되고, 두뇌에 들어가서 이膩: 기름가 되어 쌓이고 쌓여서 이해膩海가 된다.

눈은 세회에 널리 통하는 시력으로 고해의 맑은 기운을 나오게 해서 중상초를 충만하게 한다. 기氣가 되게 하고, 등척추에 들어가서 막膜이 되어 쌓이고 쌓여서 막해膜海가 된다.

코는 인륜에 널리 통하는 후력으로 유해의 맑은 기운을 나오게 해서 중하초를 충만하게 한다. 피가 되게 하고, 허리 척추에 들어가서 피로 응축[凝血]되어 쌓이고 쌓여서 혈해血海가 된다.

입은 지방에 널리 통하는 미력으로 액해의 맑은 기운

을 나오게 해서 하초를 충만하게 한다. 정精이 되고,
방광에 들어가서 정으로 응축되어 쌓이고 쌓여서 정
해精海가 된다.

그러므로 귀는 반드시 멀리 들어야 하고, 눈은 반드
시 크게 보아야 하고, 코는 반드시 넓게 냄새를 맡아
야 하고, 입은 반드시 깊이 맛을 보아야 한다.

귀·눈·코·입의 쓰임이 깊고 멀고 넓고 크면 정精·신
神·기氣·혈血이 생겨나고, 얕고 가깝고 좁고 작으면
정·신·기·혈이 소모될 것이다.

8-4.
폐·비·간·신이 몸에 미치는 영향

폐는 사무를 연마하여 통달하게 하는 슬픔의 힘[哀力]
으로 이해[膩海]의 맑은 즙을 흡입하여 폐로 들어가 폐
의 원기[肺元]를 자양하고 안으로 진해[津海]를 감싸면
서 그 기운을 뛰게 하고 그 기운이 진[津]을 엉기어 모
이게 한다.

비장은 교우를 연마하여 통달하게 하는 분노의 힘[怒
力]으로 막해[膜海]의 맑은 즙을 흡입하여 비장에 들어
가 비장의 원기를 자양하고 안으로 고해[膏海]를 감싸
면서 그 기운을 뛰게 하고 그 기운이 고[膏]를 엉기어
모이게 한다.

간은 당여를 연마하여 통달하게 하는 기쁨의 힘[喜力]
으로 혈해[血海]의 맑은 즙을 흡입하여 간에 들어가 간
의 원기를 자양하고 안으로 유해[油海]를 감싸면서 그

기운을 뛰게 하고 그 기운이 유油를 엉기어 모이게 한
다.

신장은 거처에 연마하여 통달하게 하는 즐거움의 힘
樂力으로 정해精海의 맑은 즙을 흡입하여 신장에 들어
가 신장의 원기를 자양하고 안으로 액해液海를 감싸
면서 그 기운을 뛰게 하고 그 기운이 액液을 엉기어
모이게 한다.

폐는 반드시 잘 배워야 하고, 비장은 반드시 잘 물어
야 하고, 간은 반드시 잘 생각해야 하고, 신장은 반드
시 잘 분별해야 한다.

폐·비·간·신의 쓰임이 바르고 곧고 알맞고 조화로우
면, 진津과 액液과 고膏와 유油가 충실해질 것이다. 이
와 반대로 치우치고 기울고 과하고 부족하면 진과 액
과 고와 유는 점점 줄어들 것이다.

8-5.
음식은 나를 이루는 근본이다

이해膩海는 신神을 간직하는데, 신은 정신활동을 일으
키는 기운이다.

막해膜海는 영靈을 간직하는데, 영은 신체활동을 일으
키는 기운이다.

혈해血海는 혼魂을 간직하는데, 혼은 하늘의 기운을
받은 것이다.

정해精海는 백魄을 간직하는데. 백은 땅의 기운을 받
은 것이다.

진해津海는 의意를 간직하는데, 의란 처음 일어나는
생각이다.

고해膏海는 려慮을 간직하는데, 려란 깊이 생각하는
것이다.

유해油海는 조操를 간직하는데, 조란 지조를 지키는

것이다.

액해液海는 지志를 간직하는데. 지란 마음이 지향하는 뜻이다.

두뇌의 이해는 폐의 근본이고, 등척추의 막해는 비장의 근본이고, 허리 척추의 혈해는 간의 근본이고, 방광의 정해는 신장의 근본이다.

혀의 진해는 귀의 근본이고, 젖가슴의 고해는 눈의 근본이고, 배꼽의 유해는 코의 근본이고, 생식기의 액해는 입의 근본이다.

동의수세보원(東醫壽世保元) 원 목차

권4

격치고(格致藁) 원 목차